Vizy Nazira Riazuddin
Kamarul Arifin Ahmad

Estudo de dinâmica de fluidos computacional da via aérea nasal humana

Vizy Nazira Riazuddin
Kamarul Arifin Ahmad

Estudo de dinâmica de fluidos computacional da via aérea nasal humana

ScienciaScripts

Cover image: www.ingimage.com

This book is a translation from the original published under ISBN 978-620-2-30712-3.

Publisher:
Sciencia Scripts
is a trademark of
Dodo Books Indian Ocean Ltd. and OmniScriptum S.R.L publishing group

120 High Road, East Finchley, London, N2 9ED, United Kingdom
Str. Armeneasca 28/1, office 1, Chisinau MD-2012, Republic of Moldova, Europe
Printed at: see last page
ISBN: 978-620-8-23129-3

RECONHECIMENTO

Alhamdulillah. Agradeço e glorifico unicamente a Alá (SWT) por me ter dado esta oportunidade, força e paciência para concluir finalmente a minha dissertação, depois de todos os desafios e dificuldades.

Em primeiro lugar, gostaria de manifestar o meu profundo apreço ao meu supervisor, o Dr. Kamarul Arifin bin Ahmad, cujo encorajamento, orientação e apoio desde o início me permitiram desenvolver a compreensão do tema.

Os meus sinceros agradecimentos ao Prof. Dr. Zulkifly Abdullah, ao Prof. Dr. Ibrahim Lutfi Shuaib, ao Dr. Rushdan Ismail, à Profa. Dra. Suzina Sheikh Abdul Hamid e ao Sr. Mohamad Zihad Mahmud pelos seus conselhos contínuos e atenciosos para a realização deste trabalho de investigação. Gostaria de agradecer ao meu colega de investigação, o Sr. Mohammed Zubair, pela sua inestimável assistência e apoio ao longo de toda a investigação. Gostaria de agradecer a todos os meus colegas pelas memórias agradáveis ao longo da investigação.

Um agradecimento especial a Mohd Shahadan Mohd Suan, Khairunisa Zulkurnain e aos meus pais, Riazuddin Ahmad Ali e Norizan Osman, pelo seu apoio e encorajamento que me permitiram suportar as dificuldades da minha carreira académica.

ÍNDICE DE CONTEÚDOS

LISTA DE ABREVIATURAS

3D	Three Dimensional
AMDI	Advanced Medical and Dental Institute
AR	Atrophic Rhinitis
AAR	Active Anterior Rhinometry
CAD	Computational Aid Design
CAT	Computerized Axial Tomography
CFD	Computational Fluid Dynamics
CPU	Central Processing Unit
CT	Computed Tomography
DSE	Digitized Shape Editor
EIM	Eddy Interaction Model
ENT	Ear, Nose and Throat
HU	Hounsfield Units
IBM	International Business Machines
IGES	Initial Graphics Exchange Specification
LES	Large Eddy Simulation

MRI	Magnetic Resonance Imaging
NAR	Nasal Airway Resistance
OSA	Obstructive Sleep Apnea
RAM	Random-Access Memory
RANS	Reynolds Average Navier Stoke
SST	Shear Stress Transport Model
STP	STEP File/Standard for the Exchange of Product File

LISTA DE SÍMBOLOS

ROMAN SYMBOLS

d	Diameter of the nasal inlet
k	Turbulent kinetic energy
Re	Reynolds number
R	Resistance
S_{Φ}	The source term of Φ
t	Time
u	Velocity vector
V	Velocity of the flow
y	The distance to the wall
u_{τ}	Friction velocity
v	Kinematic viscosity of the fluid flow

GREEK SYMBOLS

Γ	Diffusion coefficient
∂	Partial differential equation
Φ	General scalar
ε	Dissipated rate of k
ω	Specific rate of dissipation of k
ρ	Fluid density
μ	Dynamic viscosity of the air

ΔP Pressure drop

SUBSCRIPTS

vel Velocity

SUPERSCRIPT

$+$ Variable expressed in wall units

RESUMO

A compreensão das propriedades do fluxo de ar na cavidade nasal é muito importante na determinação da fisiologia nasal e no diagnóstico de várias anomalias associadas ao nariz. Existe uma variação anatómica inter-humana para a cavidade nasal e também se observam diferenças na morfologia fisiológica com base no género. Não foram realizados estudos específicos de modelação numérica para comparar e verificar o efeito do género nas variáveis de fluxo dentro da cavidade nasal. Além disso, a modelação numérica envolve várias simplificações, por exemplo, o efeito postural e condições de fronteira adequadas que afectam o resultado dos estudos do fluxo de ar. O presente trabalho envolve o desenvolvimento de modelos tridimensionais da cavidade nasal utilizando imagens de tomografia computorizada de mulheres saudáveis da Malásia. Foram resolvidas as equações de continuidade e de Navier stoke em estado estacionário para o mecanismo inspiratório e expiratório com taxas de fluxo que variam entre 7,5 e 15 L/min como laminar e foram simulados estudos de 20 a 40 L/min representando condições de fluxo turbulento. A análise da dinâmica de fluidos computacional (CFD) proporcionou uma visualização eficaz das caraterísticas do fluxo no interior da cavidade nasal. Foi apresentada a comparação entre o mecanismo inspiratório e expiratório e o efeito de diferentes taxas de respiração na função nasal. O valor da tensão de cisalhamento máxima da parede na região do vestíbulo aumentou em mais de 2000% à medida que a taxa de fluxo aumentou de 7,5 para 40 L/min. A complicada anatomia da cavidade nasal foi naturalmente concebida para atingir a função fisiológica desejada para facilitar a respiração normal. O presente estudo identificou certas diferenças anatómicas e fisiológicas baseadas no género. A utilização da dinâmica de fluidos computacional ajudou a compreender estas diferenças, que não podiam ser quantificadas anteriormente com base na mera observação médica e em dispositivos de medição. A influência das alterações posturais na cavidade nasal também foi investigada. Observou-se uma alteração de cerca de 0,3% na pressão estática média quando se passa da posição sentada para a posição supina. A alteração da direção da gravidade devido à mudança de postura influencia significativamente os parâmetros de fluxo e, por conseguinte, deve ser considerada em todos os estudos futuros que envolvam o fluxo nasal. A maior parte dos investigadores utiliza definições de fronteiras de escoamento para resolver os problemas de escoamento associados ao escoamento nasal. Este estudo revelou a falácia de tal definição e encontrou diferenças significativas nos valores obtidos em ambos os casos. O estudo comparativo do modelo de escoamento por tração e do modelo de escoamento por tampão revelou variações significativas que realçam a necessidade de utilizar as condições de fronteira corretas. Na válvula nasal, a resistência para o plug flow foi de 0,311 Pa-min/L e para o pull flow o valor foi de 0,147 Pa-min/L. A variação máxima foi observada na região do vestíbulo com 0,3578 Pa-min/L. A velocidade média para o vestíbulo nasal e a válvula nasal é de 1,4m/s e 1,6m/s para o fluxo de tampão. Considerando que, para o caso de fluxo de tração, o valor médio da velocidade na região do vestíbulo nasal e da válvula nasal foi observado como sendo de cerca de 0,96 m/s e 1,41 m/s, respetivamente. Uma abordagem correta, portanto, para o modelo numérico é o modelo de fluxo de tração, que representa mais diretamente o mecanismo inspiratório fisiológico.

CAPÍTULO 1

INTRODUÇÃO

1.1 Contexto da investigação

A cavidade nasal é um dos componentes mais importantes do sistema respiratório humano. Proporciona a primeira linha de proteção dos pulmões, aquecendo, humidificando e filtrando o ar inspirado. O êxito da função nasal depende em grande medida das caraterísticas da dinâmica dos fluidos do fluxo de ar através da cavidade nasal. Uma melhor compreensão das caraterísticas do fluxo de ar na cavidade nasal é essencial para compreender a fisiologia da respiração nasal.

O fluxo de ar através das passagens nasais humanas foi estudado numérica e experimentalmente por vários investigadores (Wen *et al.*, 2008; Mylavarapu *et al.*, 2009; Segal *et al.*, 2008; Weinhold *et al.*, 2004). Além disso, vários investigadores realizaram estudos relativos ao fluxo de ar através da cavidade nasal utilizando dispositivos de medição como o rinomanómetro e a rinomanometria acústica (Hilberg *et al.*, 1989, Sipilia *et al.*, 1997, Jones *et al.*, 1987, Shelton *et al.*, 1992, Suzina *et al.*, 2003). A rinomanometria é usada para medir a pressão necessária para produzir fluxo de ar através da via aérea nasal e a rinomanometria acústica é usada para medir a área da secção transversal da via aérea em vários planos nasais. No entanto, a medição exacta da velocidade do fluxo de ar e a avaliação da resistência nasal local em cada porção da cavidade nasal têm-se revelado difíceis (Ishikawa *et al.*, 2006). A complexidade anatómica da cavidade nasal dificulta a medição da resistência nasal. As pequenas dimensões da cavidade nasal e a sua passagem de fluxo estreita podem causar perturbações no fluxo de ar com qualquer sonda inserida.

Além disso, a fiabilidade do resultado obtido com este dispositivo depende da cooperação óptima do sujeito, de instruções corretas do investigador e de técnicas padronizadas (Kjsrgaard *et al.*, 2009). Há relatos de taxas de insucesso entre 25% e 50% nos indivíduos examinados por rinomanometria (Austin *et al.*, 1994).

Devido às limitações inerentes a estes dispositivos de medição, a dinâmica dos fluidos computacional (CFD) tem sido proposta como uma alternativa viável. A CFD, que se refere à utilização de métodos numéricos para resolver a equação diferencial parcial que rege o fluxo de um fluido, está a tornar-se uma ferramenta de investigação cada vez mais popular na dinâmica dos fluidos. A modelação CFD não invasiva permite a investigação de uma grande variedade de situações de fluxo através das cavidades nasais humanas.

A fim de investigar a fisiologia da função nasal humana, muitos pesquisadores realizaram análises numéricas para estudar o perfil do fluxo de ar na respiração nasal (Wen *et al.*, 2008, Mylavarapu *et al.*, 2009, Segal *et al.*, 2008, Weinhold *et al.*, 2004, Xiong *et al.*, 2008, Croce *et al.*, 2006, Garcia *et al.*, 2007). No entanto, a maioria dos investigadores utilizou sujeitos humanos do sexo masculino na determinação da patência nasal. Existe uma variação individual na anatomia da cavidade nasal e também são observadas diferenças na morfologia fisiológica com base no género. Não foram efectuados estudos específicos de modelação numérica para comparar e determinar o efeito do sexo nas variáveis de fluxo no interior da cavidade nasal. Além disso, a modelação CFD envolve várias simplificações, por exemplo o efeito postural, que afectam o resultado dos estudos do fluxo de ar. Apesar da popularidade da CFD no estudo do fluxo de ar nasal, ainda existe incerteza quanto à adequação dos vários pressupostos utilizados na modelação CFD, particularmente no que diz respeito à definição da condição de fronteira.

No presente estudo, foram efectuadas simulações numéricas de fluxo de ar constante inspiratório e expiratório utilizando um modelo 3D da cavidade nasal derivado de imagens de tomografia computorizada. É efectuado um estudo comparativo da dinâmica do fluxo da cavidade nasal feminina com a da cavidade nasal masculina, conforme determinado por outros investigadores. O efeito da gravidade na modelação do fluxo de ar nasal e o seu efeito na tensão de cisalhamento da parede são também examinados. Além disso, foram comparadas as condições de fronteira de escoamento de arrastamento e de obstrução para avaliar o efeito de diferentes condições de fronteira nos parâmetros de escoamento. Os estudos são realizados para várias taxas de fluxo de 7,5 L/min, 10 L/min, 15 L/min, 20 L/min, 30 L/min e 40 L/min, sugerindo várias taxas de respiração.

1.2Metas e objectivos

O objetivo geral do presente estudo centra-se na investigação das caraterísticas do fluxo de ar ao longo da via aérea nasal durante a inspiração e a expiração. Os objectivos incluem os seguintes objectivos:

- Desenvolver uma cavidade nasal tridimensional utilizando os dados da tomografia computorizada.
- Efetuar uma simulação numérica em estado estacionário inspiratório.
- Estudar o efeito de diferentes condições respiratórias sobre a fisiologia nasal.
- Analisar o efeito de diferentes condições de fronteira no comportamento do escoamento.
- Investigar o efeito da gravidade e da postura nas propriedades do fluxo no interior do

cavidade nasal.

1.3 Âmbito do trabalho

Este trabalho de investigação foi realizado preliminarmente através da obtenção de imagens de tomografia computorizada da cavidade nasal humana. Os dados da TAC foram fornecidos pelo Prof. Ibrahim Lutfi Shuaib, um radiologista do Advanced Medical and Dental Institute (AMDI), Universiti Sains Malaysia. Foi selecionada para o estudo uma cavidade nasal normal de uma mulher malaia de 39 anos de idade. Os dados da TAC selecionada foram importados para o MIMICs, a fim de processar as imagens da TAC e gerar um modelo tridimensional preciso de desenho assistido por computador (CAD) da via aérea nasal. Seguiu-se a criação de uma geometria de superfície 3D utilizando o CATIA. O modelo 3D da cavidade nasal foi importado para o GAMBIT para a criação da malha. A simulação numérica foi efectuada utilizando o FLUENT™ e o resultado obtido foi validado com trabalhos publicados anteriormente.

1.4 Organização da tese

Esta tese contém 5 capítulos. O primeiro capítulo apresenta uma introdução que revê os objectivos de investigação relevantes e descreve os propósitos deste estudo. O capítulo 2 apresenta uma revisão aprofundada dos antecedentes desta investigação. O capítulo começa com uma introdução à anatomia e à função fisiológica da cavidade nasal humana e é seguido por uma revisão de estudos anteriores relacionados com a investigação. O Capítulo 3 apresenta o método utilizado para construir uma cavidade nasal humana tridimensional a partir de uma tomografia computorizada e a abordagem da simulação CFD. O Capítulo 4 apresenta os resultados obtidos com os casos de estudo. Finalmente, no Capítulo 5, é apresentado um resumo dos resultados dos vários estudos e das conclusões gerais alcançadas, bem como sugestões para trabalhos futuros.

CAPÍTULO 2

REVISÃO DA LITERATURA

2. 1Visão geral

Este capítulo aborda a anatomia nasal e a função fisiológica da cavidade nasal humana. O método convencional utilizado na medição da cavidade nasal foi destacado. É apresentado um breve resumo dos estudos de modelação numérica efectuados por outros investigadores. A importância da comparação entre géneros, o efeito da postura e a necessidade de adotar as condições de fronteira adequadas na análise numérica do fluxo de ar nasal foram literalmente avaliados.

2.2Anatomia e fisiologia da cavidade nasal humana

A anatomia e a fisiologia da cavidade nasal humana são apresentadas nesta secção.

2.2. 1Anatomia nasal

O nariz é a única parte externa do sistema respiratório. É constituído por osso, cartilagem e tecido fibro-gorduroso. Tal como ilustrado na Figura 2.11, a cavidade nasal é dividida em cavidades direita e esquerda por uma placa fina de osso e cartilagem denominada septo nasal. A cavidade nasal situa-se acima da placa dura. A parte dura do palato forma o pavimento da cavidade nasal, separando-a da cavidade oral. As duas aberturas no nariz, chamadas narinas, permitem que o ar entre ou saia do corpo durante a respiração. Logo após a narina externa, existe uma região dilatada em forma de funil chamada vestíbulo. A extremidade estreita do funil conduz a uma região designada por válvula nasal. A válvula nasal é a região mais estreita da passagem nasal e tem um significado especial para a função nasal e o padrão do fluxo de ar nasal (Probst et al., 2006). No final da válvula nasal, a área da secção transversal da via aérea aumenta, o que marca o início da passagem nasal principal (ver Figura 2.1).

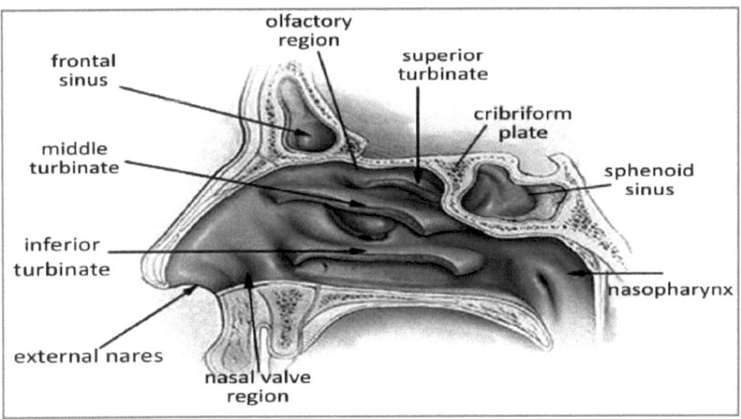

Figura 2.1: Diagrama da cavidade nasal - reproduzido de Gray's anatomy of the human body, de Henry Gray, (1918)

Na parede lateral, existem três projecções horizontais denominadas cornetos ou conchas, que dividem a cavidade nasal em três passagens de ar. Os três cornetos são designados por cornetos inferiores, médios e superiores, de acordo com a sua posição e função (ver Figura 2.2). O espaço aéreo entre os cornetos e as paredes centrais do septo nasal é o meato. Os meatos são muito estreitos, normalmente com cerca de 0,5-1 mm. (Proctor e Andersen, 1982). Na extremidade posterior da passagem nasal principal, os cornetos e o septo terminam no mesmo ponto. O ponto em que as duas cavidades nasais se fundem numa só marca o início da nasofaringe. Neste ponto, a a área da secção transversal das vias respiratórias é reduzida e o trajeto da corrente de ar é dobrado em cerca de 90°

para baixo, em direção à traqueia (ver Figura 2.3).

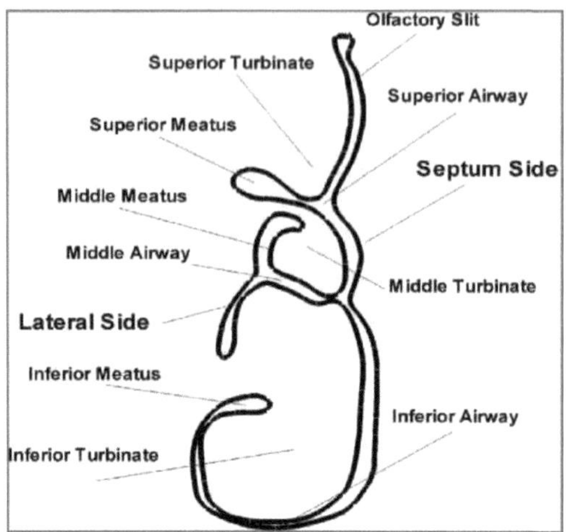

Figura 2.2: Secção coronal da via aérea principal do nariz - reproduzido de Zamankhan et al., (2006)

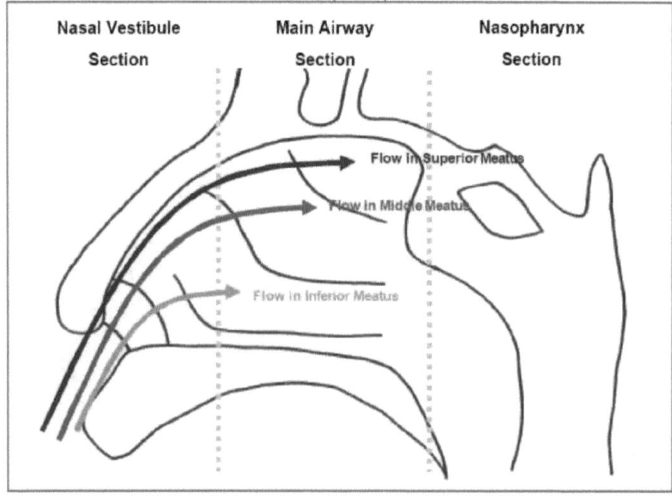

Figura 2.3: Estrutura simplificada da cavidade nasal - reproduzida de Tsui Wing Shum, (2009)

2.2. 2Fisiologia nasal

O nariz humano tem duas funções principais. A primeira é o olfato, o sentido do olfato. A segunda função é o ar condicionado. O ar inspirado é condicionado por uma combinação de aquecimento, humidificação e filtragem para fornecer a primeira linha de proteção aos pulmões (Elad *et al.*, 2008).

As conchas nasais ajudam a abrandar a passagem do ar, fazendo-o rodopiar na cavidade nasal. A cavidade nasal é revestida por uma membrana mucosa que contém estruturas microscópicas semelhantes a pêlos, denominadas cílios. As células da membrana produzem muco, um líquido espesso e viscoso. O muco humedece o ar e retém quaisquer bactérias ou partículas de poluição atmosférica. Projecções microscópicas semelhantes a dedos na superfície das células da mucosa que revestem a cavidade nasal, denominadas cílios. Os cílios ondulam para trás e para a frente num movimento rítmico. Os cílios impulsionam lentamente o muco para trás, para a faringe, onde é engolido. O nariz é tão eficaz que o ar inspirado é limpo de todas as partículas maiores do que 6 microns - mais pequenas do que o tamanho de um glóbulo vermelho.

O nariz também actua como órgão de olfato e possui um revestimento mucoso especialmente adaptado ao longo do seu teto para este fim. Para estimular o sistema olfativo (sentido do olfato), as partículas odorantes devem interagir com os receptores olfactivos localizados na mucosa olfactiva. Por conseguinte, os odorantes devem poder chegar à região olfactiva através do ar inspirado e dissolver-se suficientemente no muco que cobre a mucosa olfactiva (Ishikawa *et al.*, 2009).

2. 3Métodos de medição objetiva

Os métodos de medição objectivos são as ferramentas convencionais utilizadas pelos médicos para medir a fisiologia e a anatomia da cavidade nasal. Nesta secção, são discutidos os principais métodos de medição objetiva, nomeadamente a rinomanometria e a rinometria acústica.

2.3. 1Rinomanometria

A rinomanometria é um instrumento utilizado para medir a resistência das vias respiratórias nasais através de uma medição quantitativa do fluxo e da pressão nasais. O Comité Europeu de Normalização da Rinomanometria selecionou a fórmula $R = \Delta P/V$ a uma pressão fixa de 150Pa, para facilitar a comparação dos resultados. (em que R=resistência, ΔP=queda de pressão, V é a velocidade do fluxo). A rinomanometria pode ser efectuada por abordagem anterior ou posterior. No entanto, esta técnica é morosa e exige uma grande cooperação do doente, o que é particularmente difícil no caso das crianças. Não pode ser utilizada na presença de perfurações septais e quando uma ou ambas as cavidades estão totalmente obstruídas. É afetado pelo ciclo nasal e foram registados erros de até 25% em repetições de 15 minutos (Hilberg *et al.*, 1989). Não pode avaliar com exatidão uma área específica da cavidade nasal. A rinomanometria consome muito tempo, requer conhecimentos técnicos especializados, um elevado grau de cooperação do indivíduo e é impossível em indivíduos com vias aéreas nasais gravemente congestionadas. Há relatos de taxas de insucesso entre 25% e 50% nos indivíduos examinados por rinomanometria (Austin *et al.*, 1994).

2.3. 2Rinometria acústica (RA)

A Rinometria Acústica analisa as ondas de ultra-sons reflectidas na cavidade nasal para calcular a área da secção transversal em qualquer ponto da cavidade nasal, bem como o volume nasal. A rinometria acústica foi descrita pela primeira vez para uso clínico em 1989. A lista de problemas clínicos que podem ser analisados objetivamente com a rinometria acústica expandiu-se para incluir turbinoplastia, distúrbios do sono, mais tipos de procedimentos cosméticos/reconstrutivos, cirurgia dos seios nasais, rinite vasomotora, procedimentos de expansão maxilofacial e desafio com aspirina e metacolina (Corey, 2006). A rinometria acústica é uma ferramenta que pode ajudar na avaliação da obstrução nasal. O teste é não-invasivo, fiável, conveniente e fácil de realizar. Os usos clínicos e práticos comuns da rinometria acústica para o cirurgião rinológico incluem a avaliação da obstrução nasal "mista", a documentação do colapso alar nasal e o planeamento pré-operatório da rinoplastia de redução.

A rinometria acústica também pode ser usada para documentar o efeito positivo da cirurgia na obstrução das vias aéreas nasais (Devyani *et al.*, 2004). No entanto, a RA pode não ser fiável devido a artefactos (Tomkinson *et al.*, 1998) e podem ocorrer erros na estimativa da área da secção transversal (Tomkinson *et al.*, 1995). Suzina *et al.*, (2003) concluíram que a RAA é uma ferramenta sensível, mas não específica, para a deteção de anomalias na RAN e não se relaciona com o sintoma de obstrução nasal. Existe uma fraca correlação entre a sensação subjectiva do fluxo de ar nasal e as medições objectivas (Ecckes, 1998). Reichelmann *et al.*, (1999) encontraram falta de confiabilidade da rinometria acústica em rinologia pediátrica. As áreas médias de secção transversal medidas por RA foram constantemente inferiores às medidas por TC da cavidade nasal até 33 mm da narina, enquanto as áreas medidas por RA foram superiores às medidas por TC para além desse ponto (Min *el al.*, 1995, Mamikoglu *et al*, 2000). A RA não é um método fiável para a indicação ou avaliação de cirurgia para obstrução nasal (Reber *et al.*, 1998).

2. 4Estudo numérico do escoamento através da cavidade nasal

Uma melhor compreensão das caraterísticas do fluxo de ar na cavidade nasal é essencial para estudar os aspectos fisiológicos e patológicos da respiração nasal. O sucesso da função nasal é altamente dependente da dinâmica dos fluidos caraterísticos do fluxo de ar. A complexidade anatómica da cavidade nasal torna as medições diretas dentro da cavidade nasal altamente impossíveis. A CFD tem a capacidade de fornecer informações quantitativas sobre o fluxo de ar em qualquer local dentro do modelo da via aérea nasal. Esses modelos de vias aéreas foram reconstruídos a partir de dados de imagens de ressonância magnética (MRI) ou tomografia computadorizada (CT) de pacientes. Os recentes desenvolvimentos na imagiologia médica, juntamente com a ciência computacional, abriram novas possibilidades para simulações numéricas fisicamente realistas do fluxo de ar nasal.

Vários investigadores demonstraram a validade e a potencial utilização da CFD na avaliação das condições de escoamento no interior da cavidade nasal. Os primeiros trabalhos sobre este tema foram realizados por Elad *et al.* (1993), que efectuaram simulações numéricas de escoamento laminar constante através de um modelo nasal simplificado que se assemelha à anatomia complexa da cavidade nasal humana, utilizando o pacote de software de elementos finitos FIDAP (Fluid Dynamics International) (ver Figura 2.4). O número de malhas criadas para este modelo nasal é de aproximadamente <3000 elementos. Verificaram que, durante a expiração, o padrão de fluxo se espalha uniformemente na cavidade nasal até atingir o corneto. O corneto é um obstáculo na via aérea que aumenta a resistência ao fluxo de ar. A resistência mais baixa no modelo estava localizada ao longo do assoalho da cavidade nasal. Verificou-se também que o padrão de fluxo era semelhante durante a inspiração e a expiração, mas em direcções opostas.

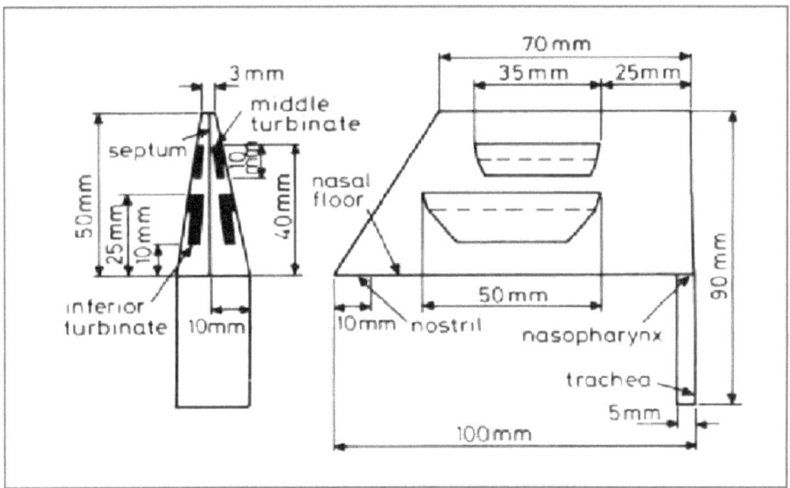

Figura 2.4: Modelo tipo nariz - reproduzido de Elad et al., (1993)

Devido a limitações computacionais, Naftali *el al.* (1998), nos seus primeiros trabalhos, construíram um modelo 2D semelhante a um nariz, baseado em dados médios das cavidades nasais humanas, para estudar os fenómenos de transporte de narizes humanos normais e doentes para inspiração em várias condições ambientais. Trataram o fluxo de ar nasal como laminar e simularam o fluxo de ar nasal para taxas médias de respiração de cerca de 15 m/s com um número de Reynolds de aproximadamente 500. Os resultados demonstraram que os cornetos aumentam a taxa de transporte local de calor e humidade através do estreitamento das passagens de ar e da indução de remoinhos laminares a jusante da parede dos cornetos.

Outro estudo inicial foi o de Keyhani *et al.*, (1995) que efectuou uma análise de elementos finitos do fluxo laminar constante através de um lado da cavidade nasal humana. O modelo nasal 3D foi reconstruído a partir de 42 TAC coronais utilizando um software de imagiologia chamado VIDA (Cardiothoratic Imagaing Research Section, Universidade da Pensilvânia). Foi desenvolvido um programa de computador para converter os dados de coordenadas num formato que pudesse ser processado pelo módulo gerador de malhas do FIDAP. Como se pode ver na Figura 2.5, o domínio final continha 76.950 elementos de malha em forma de tijolo.

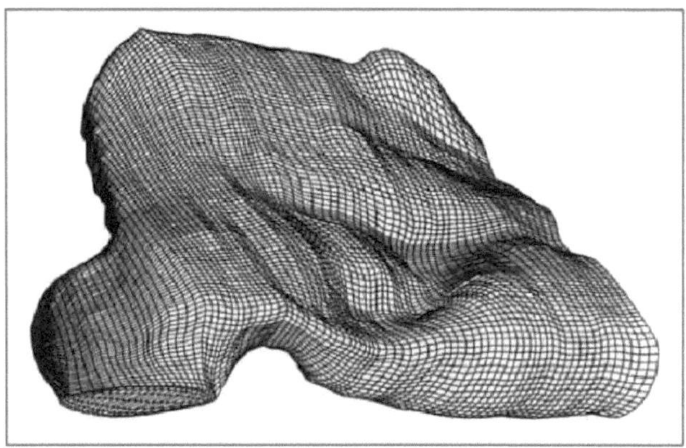

Figura 2.5: Lâmina medial da malha tridimensional de elementos finitos da cavidade nasal direita - reproduzida de Keyhani et al., (1995)

O fluxo laminar foi simulado para taxas de respiração de 125 ml/s e 200 ml/s utilizando o software de dinâmica de fluidos computacional (CFD), FIDAP. Os seus resultados numéricos foram validados com as medições experimentais obtidas por Hahn *et al.*, (1993). De acordo com este estudo, a maior parte do fluxo de ar passa através do corneto inferior. Os resultados obtidos também confirmaram que o fluxo de ar através da cavidade nasal é laminar durante a respiração tranquila.

O fluxo de ar na cavidade nasal principal é geralmente descrito como laminar por vários investigadores para taxas de fluxo de 7,5 L/min a 15 L/min. Segal *el al.*, (2008) efectuaram uma simulação numérica do fluxo de ar laminar inspiratório em estado estacionário para uma taxa de fluxo de 15 L/min. No seu estudo, foram utilizados modelos computacionais tridimensionais de quatro cavidades nasais humanas diferentes, construídos a partir de exames de RMN coronais (ver Figura 2.6). O modelo nasal foi depois entrançado com elementos hexaédricos utilizando um processo semi-automatizado MAesh que foi desenvolvido internamente utilizando o Matlab (The MathWorks, Inc., Natick, MA, EUA). No seu estudo, verificaram que, nos quatro modelos nasais, a maior parte do fluxo passava pelas regiões média e ventral das passagens nasais. A quantidade e a localização do fluxo giratório diferiram entre os indivíduos.

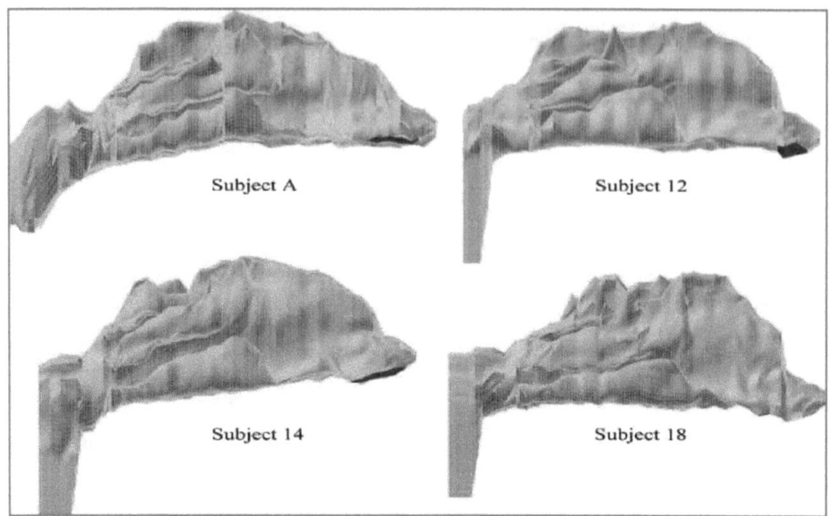

Figura 2.6: Malhas computacionais para os sujeitos A, 12, 14 e 18. As narinas são apresentadas a azul no lado direito dos modelos e a nasofaringe no lado esquerdo - reproduzido de Segal et al., (2008)

Wen *el al*., (2008) também simularam um fluxo de ar nasal laminar constante para taxas de fluxo de 7,5 a 15L/min usando o software de dinâmica de fluidos computacional FLUENT. Foi utilizada uma cavidade nasal humana tridimensional anatomicamente correta, calculada a partir de imagens de TAC (ver Figura 2.7). A solução foi considerada independente da malha em aproximadamente 950.000 células. Os resultados mostram que o valor da resistência nasal nos primeiros 2-3 cm contribui até 50% da resistência total da via aérea. Foram observados vórtices na região olfactiva superior e logo após a região da válvula nasal.

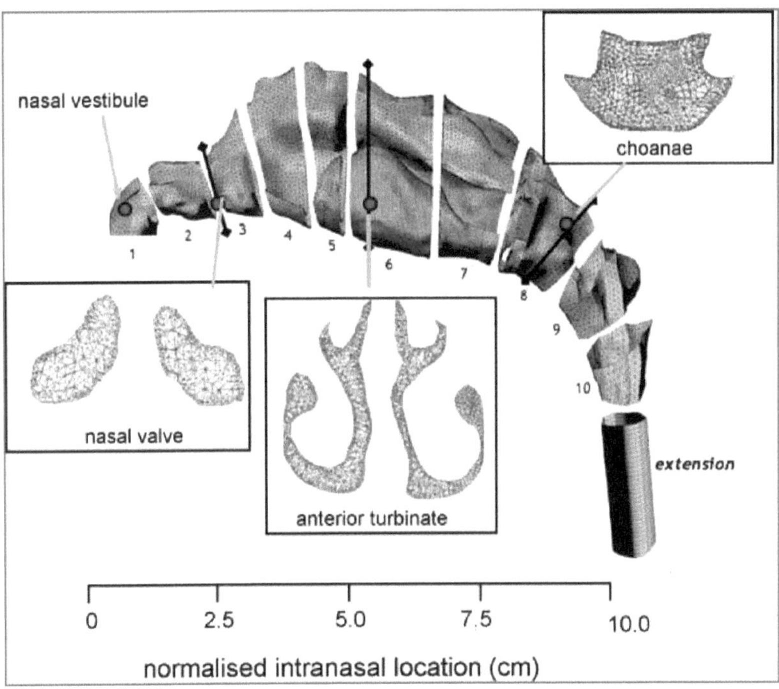

Figura 2.7: Modelo da cavidade nasal construído por Wen et al., (2008)

Inthavong *el al.*, (2007) construíram uma passagem nasal 3D com base na geometria nasal obtida através de uma tomografia computorizada de um nariz humano saudável. Foi utilizado um caudal laminar constante de cerca de 7,5 L/min para simular a respiração ligeira. A malha no domínio computacional é tetraédrica não estruturada e o tamanho da malha é de aproximadamente 950.000 células. A análise do fluxo de ar mostrou a presença de vórtices na região da válvula nasal, o que melhorou a deposição das fibras, aprisionando-as e recirculando-as nas regiões onde a velocidade axial é baixa.

Outro trabalho foi efectuado por Croce *et al.*, (2006), que também simularam um fluxo de ar laminar inspiratório em estado estacionário para um caudal de 353 ml/s em ambas as narinas utilizando o FLUENT. A geometria computacional 3D utilizada no estudo numérico de Croce *et al.* (2006) foi derivada de imagens de TAC de uma cabeça plastinada utilizando um pacote de software comercial, AMIRA (Mercury Computer System, Berlim). A malha final adaptada consistia em 1.353.795 células tetraédricas. Os resultados obtidos neste estudo mostram que o fluxo de ar foi predominante na parte mediana inferior das cavidades nasais. Vórtices foram observados a jusante da válvula nasal e em direção à região olfatória.

Outros estudos incluem Zamankhan *et al.*, (2006), que estudam o fluxo, o transporte e a deposição de partículas de tamanho nanométrico num modelo tridimensional da passagem nasal humana. O modelo da cavidade nasal foi construído a partir de uma série de exames de RMN coronais. Simularam os fluxos em estado estacionário para uma taxa de respiração de 14 L/min e o número de Reynolds baseado no diâmetro hidráulico foi de cerca de 490. Os resultados da simulação do fluxo de ar foram comparados com os dados experimentais disponíveis para a passagem nasal. Verificaram que, apesar das diferenças anatómicas dos sujeitos humanos utilizados nas experiências e no modelo informático, os resultados da simulação estavam qualitativamente de acordo com os dados experimentais.

Vários pesquisadores trataram o fluxo de ar nasal como um fluxo turbulento. Liu *el al.*, (2007) construíram um modelo 3D do nariz humano com base em tomografias coronais. Uma narina apontando para baixo foi adicionada ao modelo geométrico nasal. Foi criada uma malha não estruturada com um tamanho de aproximadamente 4.000.000 de elementos. Os fluxos turbulentos foram simulados para taxas de fluxo de inalação que variavam entre 7,5 e 60 L/min, utilizando o modelo Reynolds Averaged Navier-Stokes (RANS)/ Eddy Interaction Model (EIM). O modelo LES (Large Eddy Simulation) foi simulado para caudais intermédios de 30 e 45 L/min. O estudo de simulações mostrou que o resultado da deposição total de partículas utilizando LES indica que a eficiência da deposição de partículas na cavidade nasal apresenta uma melhor concordância do que a abordagem RANS/EIM padrão quando comparada com os dados in vivo.

Zhao *el al.*, (2006) também trataram o fluxo de ar nasal como turbulento em seu estudo. Eles construíram um modelo nasal 3D baseado em tomografias computadorizadas para investigar a via aérea da válvula nasal esquerda que estava parcialmente obstruída. Em seguida, modificaram o volume da região da válvula nasal para simular o estreitamento da válvula nasal durante a inalação humana. O fluxo de ar foi assumido como turbulento e as taxas de fluxo nasal total estavam entre 300 e 1000ml/s. Os resultados deste estudo revelaram que o aumento da taxa de fluxo de ar durante a inalação pode aumentar o fluxo de absorção de odorante para a mucosa olfactiva, mas reduz a absorção total cumulativa na região olfactiva quando o volume de ar inspirado/odorante foi mantido fixo.

Outra análise do fluxo de ar nasal usando o modelo de turbulência foi realizada por Mylavarapu *et al.*, (2009). Eles investigaram o fluxo de fluido através de um modelo de via aérea nasal humana que foi construído a partir de tomografias axiais. O TGRID foi então utilizado para criar uma malha de volume híbrida não estruturada com aproximadamente 550 000 células. Foram efectuadas simulações de fluxo e experiências para um caudal de 200 L/min durante a expiração. Nas simulações, foram utilizadas várias abordagens numéricas diferentes no âmbito do software comercial FLUENT; Large Eddy Simulation (LES) instável, Reynolds- Averaged Navier-Stokes (RANS) estável com modelos de turbulência de duas equações (ou seja, k-epsilon, k-omega padrão e k-omega Shear Stress Transport (SST)) e com o modelo Spalart-Allmaras de uma equação. Entre todas as abordagens, o modelo de turbulência k-omega padrão resultou na melhor concordância com as medições de pressão estática, com um erro médio de aproximadamente 20% em todas as portas. A maior queda de pressão foi observada na ponta do palato mole. Este local tem a menor secção transversal da via aérea.

O estudo numérico do fluxo de ar nasal humano com a cavidade nasal anormal causada por várias doenças crónicas também tem sido objeto de vários estudos. Wexler *et al.*, (2005) construíram um modelo nasal 3D de um paciente com doença nasossinusal. Eles investigaram as consequências aerodinâmicas da redução unilateral conservadora da concha inferior usando métodos de dinâmica de fluidos computacional (CFD) para realizar simulações detalhadas do fluxo de ar nasal. Simulações de fluxo de ar laminar inspiratório em estado estacionário foram feitas a 15L/min. Eles descobriram que o corneto inferior reduz a pressão ao longo da via aérea nasal. Além disso, o fluxo de ar foi minimamente afetado na região da válvula nasal, aumentou na parte inferior do nariz médio e posterior e diminuiu dorsalmente.

Garcia *et al.*, (2007) construíram uma geometria nasal em 3D utilizando um software de imagiologia médica (MIMICs, Materialise) para investigar o fluxo de ar, o transporte de água e a transferência de calor no nariz de um doente com rinite atrófica (RA). O paciente foi submetido a um procedimento de estreitamento da cavidade nasal. A cartilagem da costela foi implantada sob a mucosa ao longo do assoalho do nariz, e o esporão do septo foi removido. O nariz reconstruído foi simulado e o fluxo de ar nasal foi assumido como laminar com 15 L/min, correspondente à taxa de respiração em repouso. Este estudo mostrou que a geometria do nariz atrófico tinha uma área de superfície muito menor do que as passagens nasais saudáveis. As simulações indicaram que o nariz atrófico não condicionava o ar inspirado de forma tão eficaz quanto as geometrias saudáveis.

Lindemann *et al.*, (2005) produziram um modelo 3D do nariz humano para investigar o fluxo de ar intranasal após cirurgia radical dos seios paranasais. O modelo nasal humano foi construído com base em tomografias computadorizadas das cavidades nasais e dos seios paranasais de um adulto. A simulação numérica foi realizada assumindo o fluxo de ar nasal como laminar a 14 L/min para uma taxa de respiração tranquila. Os resultados mostraram que a cirurgia sinusal agressiva com ressecção do complexo da parede nasal lateral e dos cornetos causa perturbação do fluxo de ar fisiológico, um aumento do volume da cavidade nasal, bem como um aumento da relação entre o volume da cavidade nasal e a área de superfície.

2. 5Comparação entre géneros

Vários investigadores demonstraram os benefícios da dinâmica de fluidos computacional (CFD) para uma melhor compreensão do fluxo através da cavidade nasal. Alguns dos principais actores são Wen *et al.*, (2008), Mylavarapu *et al.*, (2009), Segal *et al.*, (2008), Weinhold *et al.*, (2004), Xiong *et al.*, (2008). No entanto, a maioria dos investigadores utilizou sujeitos humanos do sexo masculino na determinação da permeabilidade nasal. Existem diferenças anatómicas inter-humanas e também são observadas diferenças na morfologia anatómica e fisiológica com base no género. Não foram efectuados estudos específicos de modelação numérica para comparar e determinar o efeito do sexo nas variáveis de fluxo no interior da cavidade nasal. Diz-se que as diferenças de género são um determinante importante das manifestações clínicas das doenças das vias respiratórias. Embora a apneia obstrutiva do sono seja prevalente em ambos os géneros, o seu efeito nos indivíduos do sexo masculino é mais proeminente (Rowley *et al*,

2002). Além disso, a maior prevalência de fenómenos de respiração irregular nos homens do que nas mulheres durante o sono e o facto de os homens terem vias respiratórias superiores maiores nas posições sentada e supina (Thurnheer *et al.*, 2001) tornam ainda mais importante o estudo do efeito do género no fenómeno respiratório. Seria igualmente importante estudar o efeito da variação anatómica baseada no género sobre o parâmetro de fluxo.

2. 6Efeito da gravidade

Além disso, a modelação CFD envolve várias simplificações, por exemplo, os efeitos posturais que afectam drasticamente o resultado da análise. As alterações posturais nas resistências das vias respiratórias nasais são de importância clínica quando se acede a doentes com obstrução nasal. Mohsenin, (2003) demonstrou o efeito da diminuição da área de secção transversal da faringe e a ocorrência de AOS. A força gravitacional é considerada um determinante significativo da pressão de fechamento (Watanabe *et al.*, 2002). Estudo realizado por Tvinnereim *et al.* (1996) mostrou que a resistência nasal e faríngea dobra quando se assume a postura supina, porém a diferença obtida não foi estatisticamente significativa. Beaumont *et al.*, (1998) verificaram que, ao nível do mar, as forças da gravidade que fazem com que o palato mole e a língua caiam para trás na postura supina estreitariam as vias aéreas superiores em todo o seu comprimento. Um estudo de Hsing-won Wang, (2002) sobre o efeito da postura na resistência nasal variou de 0,612 Pa/mL/seg na posição sentada a 0,663Pa/mL/seg na posição supina.

Matsuzawa *et al.*, (1995) observaram que os dados de RM obtidos em posição supina, lateral e prona revelaram que a via aérea superior era mais estreita na posição supina e mais larga na posição prona, indicando o estreitamento anatómico da via aérea superior, especialmente na área da faringe. Martin *et al.*, (1995) mostraram que, na posição supina, todas as dimensões das vias aéreas superiores diminuem com o aumento da idade, tanto em homens como em mulheres, exceto a junção orofaríngea. Por isso, é muito importante estudar o efeito da gravidade no fluxo através da cavidade nasal.

2. 7Condição de fronteira do escoamento de encaixe e do escoamento de tração

Keyhani *et al.*, (1995), Wexler *et al.*, (2005), Zamankhan *et al.*, (2006), Segal *et al.*, (2008), e Ishikawa *et al.*, (2009) construíram modelos computacionais nasais em 3D e simularam o fluxo de ar utilizando a condição de contorno de fluxo de plugue. Para o fluxo de tampão, foi imposta uma taxa de fluxo de ar fixa com um perfil de velocidade uniforme na narina. Enquanto uma condição de contorno livre de tensão foi usada na condição de contorno de saída. Por outro lado, a condição de contorno de fluxo de tração é baseada na pressão negativa estabelecida na nasofaringe. Garcia *et al.*, (2007) utilizaram a condição de fronteira pull flow para estudar a simulação do fluxo de ar e do transporte de água na cavidade nasal. Wexler *et al.*, (2005) também tentaram efetuar a simulação do fluxo de ar nasal utilizando a condição de fronteira de fluxo de tração. No entanto, esta simulação não foi bem sucedida devido ao facto de os resíduos não convergirem. Ainda não há unanimidade entre os pesquisadores em relação ao uso de condições de contorno exatas. A maioria dos investigadores utilizou o modelo de fluxo de tampão para estimular as caraterísticas do fluxo no interior da cavidade nasal. O mecanismo fisiológico natural de inspiração baseia-se em condições de fluxo de tração, em que a expansão dos pulmões cria um gradiente de pressão negativo que permite que o ar da atmosfera ambiente entre na cavidade nasal através das entradas das narinas.

2. 8Resumo

Em resumo, a literatura analisada mostra que todos os estudos numéricos anteriores sobre o fluxo de ar nasal generalizaram o comportamento a ambos os géneros. Não foram efectuados estudos específicos de modelação numérica para comparar e verificar o efeito do género na variável do fluxo dentro da cavidade nasal. Além disso, a modelação CFD envolve várias simplificações, por exemplo, os efeitos posturais que afectam drasticamente o resultado da análise. Verificou-se também que não existe unanimidade no que diz respeito à utilização de condições de fronteira exactas. Por conseguinte, não existe uma normalização da definição das condições de fronteira no que respeita ao estudo do fluxo nasal utilizando métodos numéricos. Assim, o presente trabalho irá investigar o efeito de diferentes condições de fronteira no comportamento do fluxo de ar nasal através da cavidade nasal humana. Também serão investigados os efeitos da gravidade e da postura nas propriedades do fluxo dentro da cavidade nasal. Finalmente, será estudado o efeito do género nas caraterísticas do fluxo de ar nasal devido à variação da anatomia nasal.

CAPÍTULO 3

METODOLOGIA

3. 1Visão geral

Este capítulo apresenta o método utilizado para reconstruir o modelo tridimensional da cavidade nasal humana, a geração da malha e a configuração numérica para a simulação do fluxo de ar nasal. O processo global do presente estudo numérico é ilustrado no fluxograma abaixo.

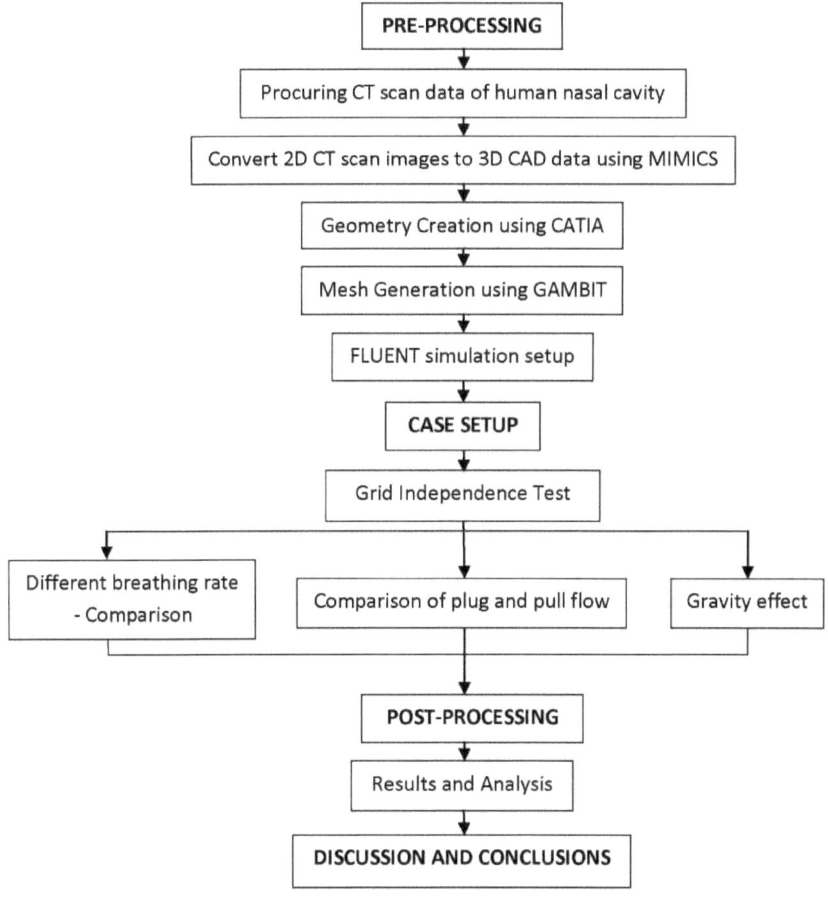

Modelo computacional 3. 23D da cavidade nasal

A reconstrução do modelo anatómico 3D da cavidade nasal humana pode ser muito morosa. O processo geral de desenvolvimento do modelo anatómico 3D consiste basicamente na seleção de dados de tomografia computorizada da cavidade nasal humana, seguida da conversão das imagens de tomografia computorizada 2D em dados CAD 3D, utilizando o software de processamento de imagens médicas MIMICs e, por fim, da construção da geometria da superfície utilizando o software CAD CATIA.

3.2.1Procurar dados de tomografia computorizada da cavidade nasal humana

O modelo anatómico da via aérea nasal utilizado para este estudo numérico foi obtido a partir de imagens de TAC de uma mulher malaia saudável de 39 anos. A imagem de tomografia computorizada da via aérea nasal foi obtida a partir de dados de tomografia computorizada pré-existentes provenientes do Universiti Sains Malaysia, Medical Campus Hospital. A anatomia nasal foi atestada como normal pelo cirurgião de ouvido, nariz e garganta (ENT). A Figura 3.1 mostra uma série de imagens de tomografia computorizada coronal ao longo da distância axial da cavidade nasal de um indivíduo do sexo feminino. As tomografias produziram um total de 385 cortes de imagens axiais, coronais e sagitais, que abrangem toda a área da cavidade nasal, desde a narina até à nasofaringe.

O incremento entre cada corte das imagens digitalizadas é de 0,8 mm e a resolução do pixel digitalizado é de 0,434 mm. É importante certificar-se de que o intervalo de varrimento é inferior a 2 mm, a fim de captar com precisão a geometria complexa da cavidade nasal e evitar o artefacto de degraus, que normalmente aparece na superfície curva do modelo

(Bailie *et al.*, 2006). No entanto, a redução da espessura da camada requer máquinas mais caras e um processo de construção mais lento. Os dados da TAC foram importados para o software de processamento de imagens médicas Os dados da TAC foram importados para o software de processamento de imagens médicas MIMICs para a reconstrução da cavidade nasal humana em 3D para este estudo de caso.

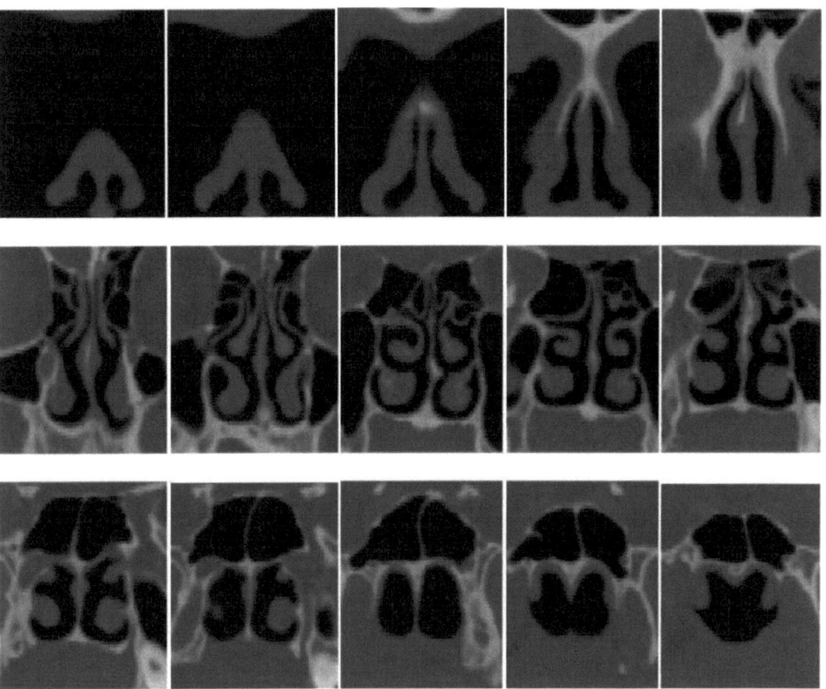

Figura 3.1: Imagens coronais de tomografia computadorizada ao longo da distância axial da cavidade nasal humana

3.2.2Converter imagens de tomografia computadorizada 2D em dados CAD 3D utilizando MIMICs

O MIMICs é um software de processamento e edição de imagens que fornece a ferramenta para a visualização e segmentação de imagens de TAC e também para a renderização 3D de objectos. Antes de os dados de digitalização poderem ser processados, o MIMICs lê as imagens de tomografia computadorizada 2D a partir do formato de ficheiro DICOM (*.dcm) e converte-as para o formato de ficheiro MIMICs (*.mcs). O MIMICS comprime e funde todas as imagens axiais, coronais e sagitais num único projeto de ficheiro de volume com base no valor de tamanho de pixel semelhante.

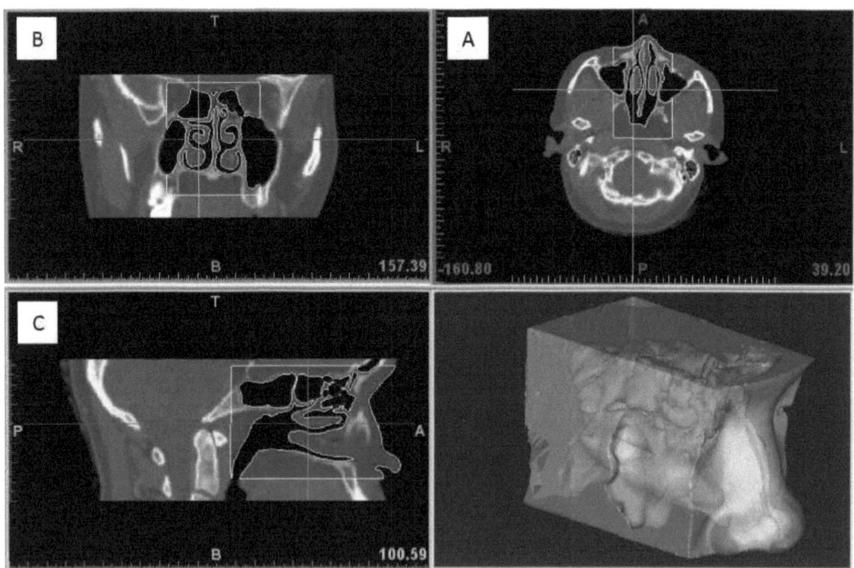

Figura 3.2: Imagens de tomografia computorizada de A: plano axial, B: plano coronal e C: plano sagital e modelo 3D da cavidade nasal humana feminina

O passo principal da reconstrução da geometria nasal a partir dos dados da tomografia computorizada é o processo de segmentação no qual as regiões de interesse, a passagem nasal, são identificadas. A segmentação foi desenvolvida com base nas unidades Hounsfield (HU) nas imagens de TAC. A HU é uma medida da densidade de electrões do tecido. A segmentação foi efectuada através da definição de uma gama de valores de limiar para criar a máscara de segmentação. O intervalo do valor de limiar utilizado para este estudo de caso situa-se entre -444 e 2037 HU (ver Figura 3.2). Um valor de limiar correto é vital para captar as caraterísticas importantes da cavidade nasal.

O valor do limiar é utilizado para diferenciar entre os tecidos ósseos e moles e para determinar o conjunto de estruturas a serem incluídas no modelo nasal 3D. A reconstrução médica requer um bom conhecimento da anatomia, que só pode ser adquirido com a experiência, e a compreensão dos tipos de tecido que são preferencialmente visualizados pelos radiologistas. Assim, a presença de um radiologista e de um otorrinolaringologista especializados é essencial para decidir o limiar e a edição da geometria.

Foi utilizada uma função automática de crescimento da região para reconstruir a via aérea nasal, desde a narina até à nasofaringe, com base na máscara segmentada. O objetivo da função de crescimento da região era reduzir o ruído, remover os pixels flutuantes e dividir a estrutura não ligada. No entanto, a segmentação manual também é necessária para editar a máscara que vaza para a região circundante e remover as partes indesejadas que ainda estão ligadas ao modelo da cavidade nasal. A função de edição manual também permite desenhar e restaurar partes da imagem na máscara segmentada. Utilizando as ferramentas de edição do MIMICs, as imagens digitalizadas foram segmentadas fatia a fatia nos planos axial, coronal e sagital, utilizando o valor do limiar local.

O MIMICs tem a capacidade de gerar e apresentar o modelo anatómico 3D da cavidade nasal a partir das imagens de digitalização segmentadas. Após a edição de todos os limiares necessários, o modelo anatómico 3D da cavidade nasal foi gerado a partir da máscara segmentada. Utilizando as ferramentas de renderização 3D, o modelo 3D da cavidade nasal foi examinado para garantir a adequação do limiar selecionado e para confirmar a presença de toda a estrutura necessária para o modelo anatómico físico.

O MIMICs também fornece a função de exportação que pode ser utilizada para exportar o objeto 3D produzido a partir das imagens de tomografia segmentadas para um ficheiro IGES e que pode ser utilizado diretamente em qualquer sistema CAD. Como se pode ver na Figura 3.3, as polilinhas foram criadas com base na máscara segmentada do objeto 3D em cada corte do projeto, utilizando a função "calculate polyline". Posteriormente, os dados das polilinhas 3D foram exportados para o formato de ficheiro IGES (*.igs), para a criação do modelo de superfície utilizando o software CAD, CATIA.

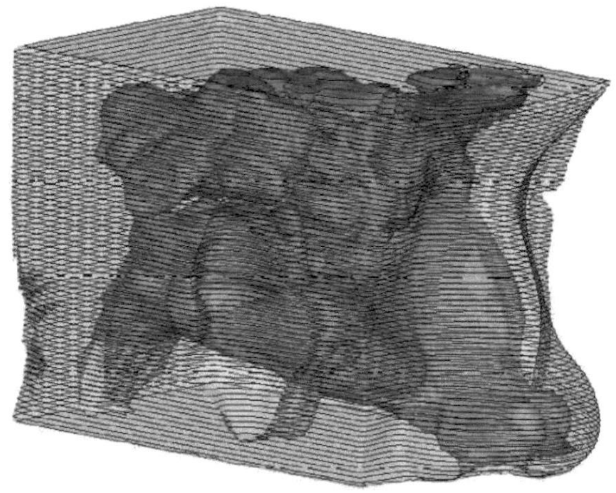

Figura 3.3: Dados de polilinha da cavidade nasal humana 3D

3.2. 3Criação de geometria com CATIA

As coordenadas do ponto de contorno extraído dos dados da tomografia computorizada da cavidade nasal humana foram importadas para o pacote de software

CAD, CATIA, utilizando o editor de formas digitalizadas (DSE) para gerar o modelo de superfície. O DSE é normalmente utilizado nas fases iniciais da engenharia inversa e também fornece ferramentas para várias operações nos dados digitalizados importados. O ficheiro IGES (*.igs) pode ser importado e apresentado no DSE workbench sob a forma de uma nuvem de pontos ou polilinhas. Contudo, devido à complexidade anatómica, não é possível editar e manipular o modelo anatómico 3D na forma de nuvem de pontos.

Por conseguinte, as facetas foram criadas diretamente a partir das polilinhas, como mostra a Figura 3.4a, utilizando as ferramentas de criação de malha. O valor do parâmetro de vizinhança foi fixado em 7,5 mm para definir o comprimento máximo da aresta da faceta. A função do valor da vizinhança é fechar os buracos indesejados da malha. O aumento do parâmetro de vizinhança conduzirá a uma malha não múltipla. Depois de as superfícies da malha terem sido criadas a partir das polilinhas, a fase seguinte consiste em editar a geometria da malha nasal 3D, removendo a parte indesejada da malha. Como se pode ver na Figura 3.4d, todos os seios paranasais foram removidos a fim de simplificar a geometria e reduzir o custo computacional. A edição foi cuidadosamente efectuada para preservar a forma original do modelo anatómico da cavidade nasal humana (ver Figura 3.4e).

Ao utilizar a função de limpeza da malha, a malha defeituosa foi removida para melhorar a qualidade da malha. O limpador de malhas ajudou a analisar e a eliminar todas as malhas defeituosas, que consistiam em arestas não múltiplas, vértices não múltiplos, triângulos isolados, triângulos com orientações inconsistentes e triângulos corrompidos. Após todas as limpezas de malha necessárias, a geometria da malha 3D foi suavizada utilizando a ferramenta de suavização de malha para melhorar a qualidade da superfície da malha. Por fim, o modelo computacional 3D da cavidade nasal humana foi criado com base na superfície da malha alisada, utilizando a ferramenta de superfície automática no Quick Surface

Reconstruction workbench. A Figura 3.4f mostra o modelo 3D final da cavidade nasal obtido a partir do CATIA, que pode ser utilizado para modelação computacional.

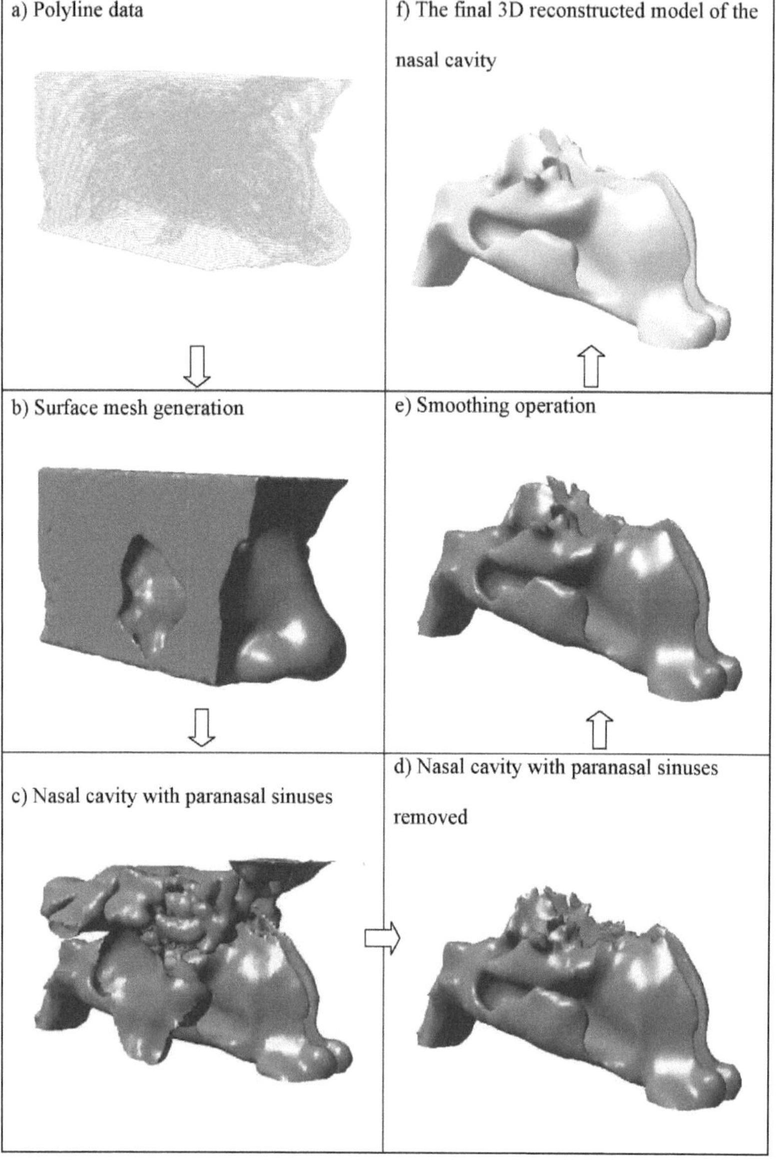

Figura 3.4: Etapas envolvidas no desenvolvimento do modelo 3D da cavidade nasal usando CATIA

3. 3Geração de malhas utilizando GAMBIT

O modelo anatómico 3D da cavidade nasal humana foi importado para o GAMBIT utilizando o formato de ficheiro STEP (*.stp) onde a superfície gerada é detectada como faces. A Figura 3.5 mostra as múltiplas faces da geometria nasal. As múltiplas faces são depois unidas para formar um volume completo que actua como o domínio do fluxo de ar. Antes de efetuar a geração da malha de faces, a geometria nasal foi simplificada através da fusão de todas as faces pequenas numa única face. Este passo é importante para controlar a qualidade da malha da face e do volume do domínio, de modo a evitar a criação de uma malha de elevado rácio de aspeto e altamente enviesada.

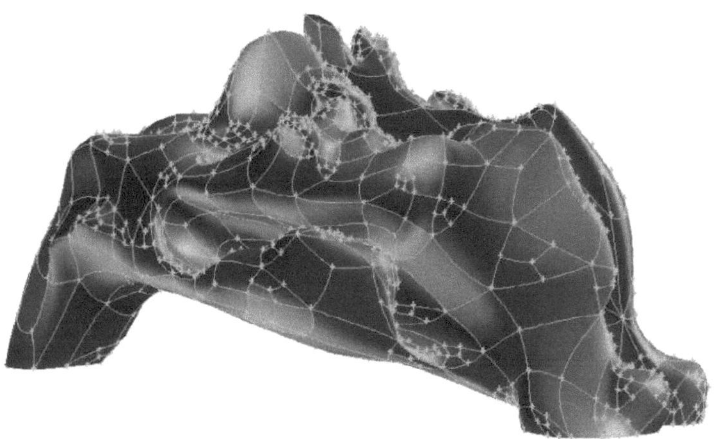

Figura 3.5: Modelo computacional 3D da cavidade nasal com geometria de superfície

Uma malha com células muito inclinadas pode diminuir a precisão e desestabilizar a solução. As simulações CFD com grelhas estruturadas dão geralmente soluções mais rápidas do que as grelhas não estruturadas. No entanto, no caso presente, devido à estrutura anatómica complexa da cavidade nasal humana, não só é demorado como quase impossível criar grelhas estruturadas. Assim, a malha não estruturada constituída por elementos tetraédricos é preferido para o desenvolvimento da malha.

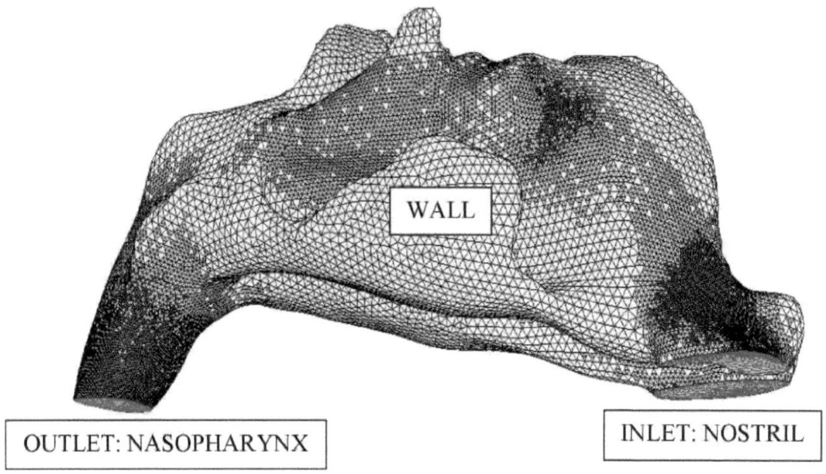

Figura 3.6: Malha de volume do modelo computacional 3D da cavidade nasal humana

A precisão do estudo CFD depende principalmente da qualidade e quantidade da distribuição da malha. Foi criado um modelo inicial com 106.393 células e utilizado para resolver o campo de fluxo de ar a um caudal de 7,5L/min. O diagrama esquemático da grelha é apresentado na Figura 3.6. O teste de independência da malha foi efectuado utilizando a técnica de adaptação de gradientes. A malha original foi refinada com base no gradiente de velocidade. Este processo foi repetido, com cada repetição a produzir um modelo com um número de células superior ao do modelo anterior.

O teste de independência da grelha resultou numa grelha optimizada com 577.010 elementos.

Este valor foi considerado suficiente, tendo em conta o tempo de cálculo e a memória do sistema. A variação da pressão e da velocidade com uma grelha mais alta foi insignificante. Assim, a malha com 577.010 elementos foi utilizada para a nossa simulação. Para garantir a exatidão da simulação do escoamento junto às superfícies das paredes, os valores de y+ obtidos para o modelo da cavidade nasal são inferiores a 5. O valor y+ da parede é a distância entre o centróide da célula e a parede para a célula adjacente à parede.

$$y^{+} = \frac{u_{\tau} y}{v} \tag{3.1}$$

Onde y é a distância normal do primeiro ponto da grelha à parede, u_{τ} é a velocidade de atrito e v é a velocidade cinemática do escoamento do fluido.

3. 4Análise numérica

Este subcapítulo apresenta as equações que regem o atual problema de escoamento de fluidos e os modelos numéricos utilizados para a simulação numérica.

3.4. 1Equação de governação

A CFD baseia-se fundamentalmente nas equações que regem a dinâmica dos fluidos. Elas representam declarações matemáticas das leis de conservação da física. Para uma propriedade geral de um fluido definida por Φ, pode ser transformada na forma de equação de transporte como:

$$\frac{\partial(\rho\Phi)}{\partial t} + div(\rho\Phi\boldsymbol{u}) = div(\Gamma grad\Phi) + S_{\Phi} \tag{3.2}$$

O primeiro e o segundo termos à esquerda são o termo derivado do tempo e os termos convectivos.

Os termos à direita são os termos difusivos e os termos de fonte. Por outras palavras, a equação acima pode ser lida como:

Taxa de aumentoTaxa de fluxo líquidoTaxa de aumentoTaxa de aumento

de Φ num fluido+de a+de Φ através de Φ devido a a=de Φ devido

elementofluido elementodifusãofontes adicionais

A equação governante do escoamento de um fluido incompressível, como o fluxo de ar no sistema respiratório, pode ser escrita como

$$\frac{\partial \Phi}{\partial t} + \frac{\partial (u\Phi)}{\partial x} + \frac{\partial (v\Phi)}{\partial y} + \frac{\partial (w\Phi)}{\partial z} = \frac{\partial}{\partial x}\left[\Gamma \frac{\partial \Phi}{\partial x}\right] + \frac{\partial}{\partial y}\left[\Gamma \frac{\partial \Phi}{\partial y}\right] + \frac{\partial}{\partial z}\left[\Gamma \frac{\partial \Phi}{\partial z}\right] + S_{\Phi} \qquad (3.3)$$

Onde t é o tempo, u, v, w representam componentes de velocidade, Γ é o coeficiente de difusão, e 5_{Φ} é um termo de fonte geral. Esta equação é normalmente utilizada como ponto de partida para procedimentos computacionais no método dos volumes finitos.

3.4. 2Modelos de turbulência

No presente estudo, a simulação baseia-se na solução numérica da equação de Reynolds Averaged Navier-Stokes que representa a equação geral para o escoamento 3D de fluidos incompressíveis e viscosos. Foi utilizado o modelo de turbulência SST k-ω, um modelo de turbulência de duas equações. O modelo SST k- ω tem em conta o transporte da tensão de cisalhamento turbulenta e fornece previsões muito precisas da quantidade de separação do escoamento sob um gradiente de pressão adverso.

O modelo SST é uma mistura entre o modelo de turbulência k-ω, que é aplicável perto das paredes, e o modelo de turbulência k-ε, que é aplicado no centro do domínio computacional, com um limitador adicional na formulação da viscosidade parasita para ter em conta a SST turbulenta. Assim, o SST combina as vantagens dos métodos k-ε e k-ω. O modelo de turbulência k-ω tem um tratamento próximo da parede que permite a acumulação de nós em direção à parede sem qualquer função de amortecimento não linear especial, enquanto o modelo k-ε é menos sensível às condições de fluxo livre e de entrada.

A combinação é ideal para um escoamento numa geometria complexa como a cavidade nasal (Liu *et al.*, 2007). A adequação do modelo SST k-ω também foi validada experimentalmente por Mylavarapu *et al.*, (2009), Ahmad *et al.*, (2010) e Zubair *et al.*, (2010).

3.4. 3Procedimento do solucionador numérico

As equações de transporte governantes foram discretizadas utilizando a técnica baseada em volumes de controlo. O domínio é discretizado em volumes de controlo com base na malha computacional criada. As equações determinantes foram convertidas em forma integral para permitir a integração da equação em cada malha computacional. Um conjunto de equações algébricas para variáveis dependentes, tais como velocidades, pressão e temperatura, é então estabelecido e resolvido.

Foi selecionado o método de solução baseado na pressão segregada do FLUENT, que resolve as equações determinantes. A Figura 3.7 mostra o fluxograma do procedimento de iteração baseado no método de solução baseado na pressão segregada. O FLUENT armazena valores discretos do escalar Φ no centro da célula. No entanto, os valores de face Φf são necessários para os termos de convecção e devem ser interpolados a partir dos valores do centro da célula. Isto é conseguido através de um esquema de vento ascendente.

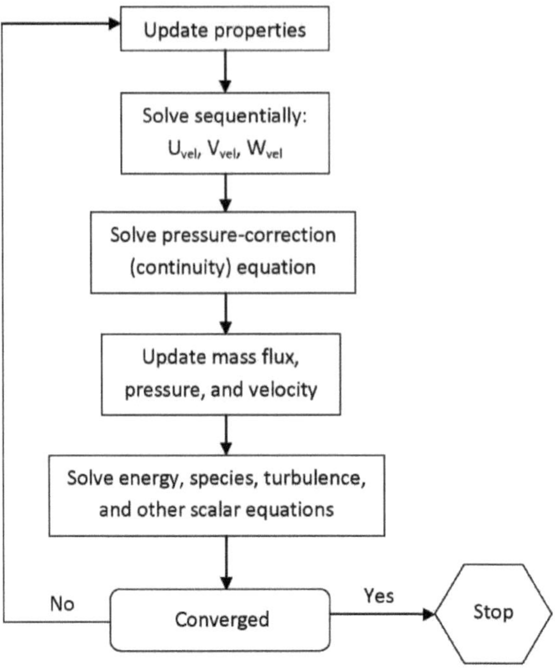

Figura 3.7: Método de solução baseado na pressão (Manual do utilizador do FLUENT)

No presente estudo, foi utilizado inicialmente um esquema de vento ascendente de primeira ordem para estabilizar o escoamento. Foram aplicados factores de relaxação de menor valor para obter a estabilidade do escoamento. Após a convergência da primeira ordem, foi utilizado o esquema de segunda ordem para obter uma precisão de ordem superior da solução do escoamento. A qualidade do esquema upwind de segunda ordem foi comprovada pela sua fiabilidade e precisão na avaliação das variáveis escalares em malhas não estruturadas (manual do utilizador do FLUENT).

O algoritmo SIMPLE foi utilizado para obter a relação entre a velocidade e as correcções de pressão para impor a conservação da massa e também para obter a pressão. A convergência só foi considerada completa quando os resíduos de todas as equações diminuíram seis ordens de grandeza (10-6) e quando os resíduos se estabilizaram.

3.4. 4Definição da condição de fronteira

As condições de fronteira são definidas na Tabela 3.1. A parede nasal foi assumida como rígida e a simulação ignorou a presença de muco. Foi definida uma condição de fronteira de não deslizamento nas paredes. No caso da inspiração com fluxo de tampão, o caudal mássico foi imposto na entrada da narina e a fronteira de escoamento foi definida na saída da nasofaringe. Uma vez que a velocidade ou a pressão na nasofaringe não são conhecidas antes da solução do problema de escoamento, usámos a condição de fronteira de escoamento para modelar a saída da nasofaringe durante a inspiração. A expiração para o fluxo do tampão foi definida como a pressão de saída na narina e a taxa de fluxo de massa na nasofaringe.

Tabela 3.1: Condição de fronteira para escoamento de tração e escoamento de tampão

		Inspiration	**Expiration**
PLUG FLOW	Inlet	Mass flow inlet	Pressure outlet
	Outlet	Outflow	Mass flow inlet
PULL FLOW	Inlet	Inlet Pressure	Pressure outlet
	Outlet	Pressure outlet	Pressure inlet

O modelo de inspiração de fluxo de tração foi simulado utilizando um valor de pressão negativa definido na nasofaringe e a entrada de pressão com pressão atmosférica equivalente a 0 Pa foi adoptada nas narinas, tendo em conta o caudal mássico desejado. Foi simulado um caso de expiração utilizando uma saída de pressão na narina e um valor de pressão positiva definido na nasofaringe. O gradiente de pressão foi selecionado de modo a manter o caudal mássico necessário que entra no sistema.

Foram modeladas simulações de fluxo de ar laminar e turbulento em estado estacionário. A 15L/min o número de Reynolds obtido na entrada da narina foi de cerca de 1.600 e para 20L/min o número de Reynolds foi de 3.100. O fluxo de ar era, portanto, laminar para taxas de fluxo até 15L/min e o fluxo foi tratado como fluxo turbulento além de 15L/min. Isto também estava de acordo geral com investigadores anteriores (Wen *et al.*, 2008, Segal *et al.*, 2008), que determinaram a natureza laminar do fluxo, para fluxos inferiores a 15 L/min.

Nos cálculos de escoamento turbulento, é necessário especificar condições de fronteira adicionais para os parâmetros de turbulência nos locais de entrada. A intensidade turbulenta na entrada da narina foi fixada em 5% e o valor do rácio de viscosidade em 10 (Liu *et al.*, 2007). A simulação foi efectuada numa plataforma IBM, Intel, CPU Xenon(R), 2 GB de RAM, que normalmente demorava cerca de 2 dias a concluir a simulação.

CAPÍTULO 4

RESULTADOS E DISCUSSÃO

4. 1Visão geral

Este capítulo apresenta e discute os resultados obtidos a partir da simulação numérica da cavidade nasal humana. Cada um dos casos estudados é apresentado em diferentes subcapítulos. O estudo de caso inclui a compreensão básica da fisiologia nasal, a comparação entre diferentes taxas de fluxo para inspiração e expiração, o efeito das variações anatómicas baseadas no género no fluxo de ar nasal, o efeito da gravidade e a prescrição de condições de fronteira para a simulação do fluxo de ar nasal.

4. 2Análise de dependência da rede

Foi efectuado um estudo de dependência da grelha para o modelo computacional da cavidade nasal. O modelo foi inicialmente desenvolvido usando uma malha tetraédrica não estruturada com 106.393 números de elementos. A adaptação do gradiente foi realizada com base nos valores médios de velocidade obtidos na simulação do fluxo de ar nasal durante a inspiração para taxas de fluxo de 7,5 L/min. Como pode ser visto na Figura 4.1, o teste de independência da grade foi realizado no mesmo modelo de cavidade nasal com diferentes tamanhos de malha. Cada adaptação deu origem a uma nova malha e a variação do parâmetro de velocidade foi registada em diferentes locais até as variações serem negligenciáveis.

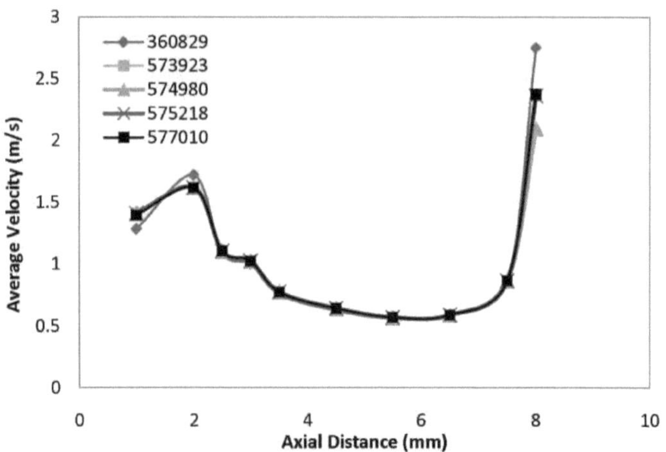

Figura 4.1: Gráfico de independência da grelha

Os resultados obtidos mostram que os valores da velocidade média não se alteram à medida que a resolução da malha aumenta para 591878. Assim, a malha com 577010 elementos foi utilizada para a nossa simulação. Este valor foi considerado suficiente tendo em conta o tempo de computação e a memória do sistema. Foi aplicada uma abordagem de modelo próximo da parede, em que a malha perto da parede foi refinada para resolver o escoamento próximo da parede para o escoamento de ar turbulento. Para garantir a exatidão da simulação do escoamento junto às superfícies das paredes, os valores de $y+$ obtidos para o modelo da cavidade nasal são inferiores a 5.

4.3 Comparação da geometria

A Figura 4.2 mostra os dez planos criados ao longo da distância axial da cavidade nasal. Foram criadas dez áreas de secção transversal, que foram utilizadas para calcular as propriedades do fluxo, como se mostra na Figura 4.2. A cavidade nasal estende-se da região anterior à posterior ao longo do comprimento axial. A região anterior da cavidade nasal situa-se no intervalo de x < 3 cm e a região posterior situa-se no intervalo de x > 5 cm. Os planos foram criados perpendicularmente ao fluxo de ar através da cavidade nasal.

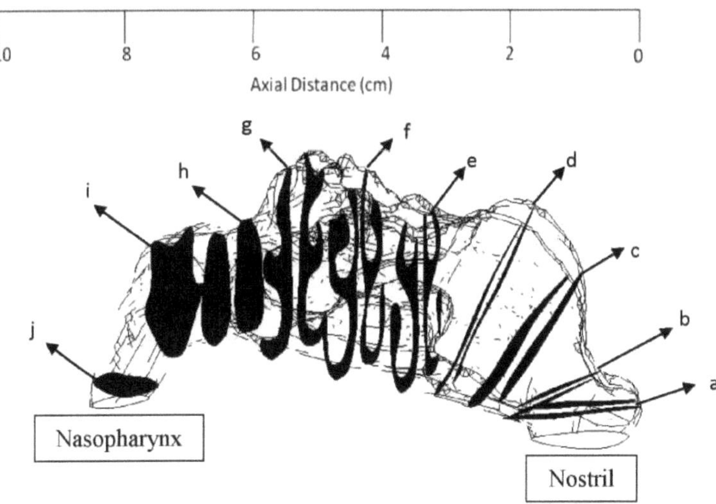

Figura 4.2: Área da secção transversal dez ao longo da distância axial da cavidade nasal

O primeiro plano, Figura 4.3a, que está localizado na narina, foi criado para captar a caraterística do fluxo na região do vestíbulo. A Figura 4.3b mostra a área da secção transversal mais pequena da cavidade nasal, que representa a região da válvula nasal. Os planos da Figura 4.3c e 4.3d foram produzidos de modo a captar a caraterística do fluxo na região divergente após a localização da válvula nasal e antes de o fluxo de ar entrar na secção do corneto. Os planos da Figura 4.3e, 4.3f e 4.3g permitem captar o padrão de fluxo através da região dos cornetos inferior, médio e superior. Também é importante estudar a caraterística do fluxo perto da nasofaringe (Figura 4.3h) e na região da nasofaringe (Figura 4.3i). A Figura 4.3j mostra o plano criado para captar o fluxo de ar através da saída nasal.

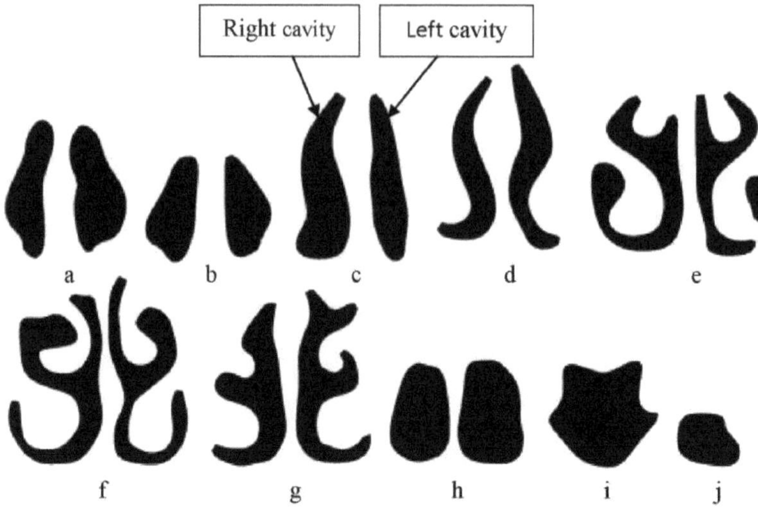

Figura 4.3: Área de dez secções transversais através da cavidade nasal

A Figura 4.4 mostra o gráfico da área da secção transversal do presente modelo computacional em comparação com os dados existentes da cavidade nasal masculina de outros trabalhos publicados. Na Figura 4.4, observou-se que a área da secção transversal da cavidade nasal esquerda era maior do que a da cavidade nasal direita na maioria dos locais ao longo da cavidade nasal. Isto mostra que a cavidade nasal não é simétrica e, por conseguinte, não deve ser simplificada através da modelação de apenas um lado da cavidade. Outra observação importante foi a diminuição da área da secção transversal do sujeito feminino quando comparado com o masculino na região posterior. A cavidade nasal feminina é mais pequena em comprimento (8,5 cm) quando comparada com a masculina, tal como determinado por Cheng *et al.* (1996) e Wen *et al.* (2008) como sendo de 9,5 cm e 9,7 cm, respetivamente.

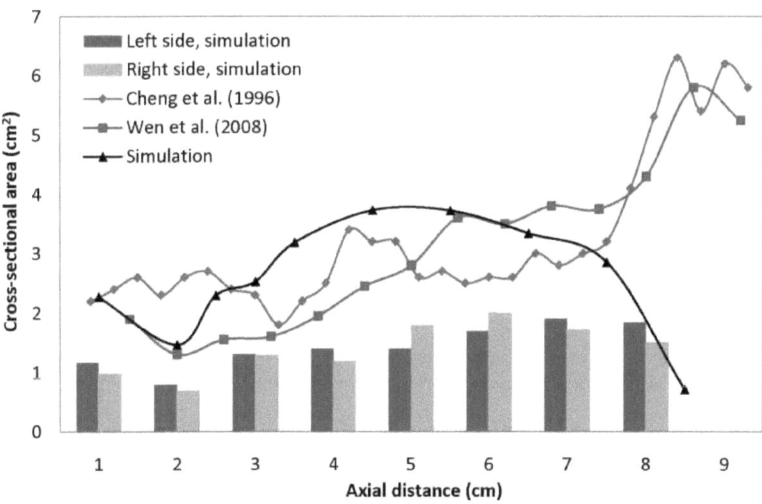

Figura 4.4: Comparação da área da secção transversal com a distância axial da parte anterior à posterior da cavidade nasal

Embora existam diferenças inter-humanas na anatomia e geometria nasais, pode ser observada uma tendência geral. A área da secção transversal mais pequena foi encontrada na região da válvula nasal. A área da secção transversal para o presente modelo é de 1,46 cm^2 enquanto que 1,9 cm^2 e 1,4 cm^2 para Cheng *et al.*, (1996) e Wen *et al.*, (2008) respetivamente. Também foi observado um aumento nos perfis de secção transversal após a região da válvula nasal. Isto fará com que o fluxo de ar inspirado atinja a região olfactiva e, ao mesmo tempo, espalhe o fluxo de ar para a região dos cornetos inferior, médio e superior. Para a presente geometria, a região da válvula nasal está localizada a cerca de 2,0 cm da ponta anterior do nariz, o que se compara com os outros modelos que estão localizados a 3,3 cm e 2,0 cm para Cheng *et al.*, (1996) e Wen *et al.*, (2008), respetivamente.

4.4 Comparação de modelos

A Figura 4.5 mostra o gráfico da resistência nasal para várias taxas de fluxo obtidas a partir do presente modelo computacional em comparação com os dados existentes disponíveis. A queda de pressão média entre a narina e a nasofaringe foi obtida para caudais de 7,5L/min a 40 L/min. Um modelo laminar para as taxas de fluxo de 7,5 a 15 L/min e o modelo turbulento SST k-ω para as taxas de fluxo de 20 a 40 L/min foram usados para simular os campos de fluxo. Para os caudais laminares (<15 L/min) o declive da curva de impedância para a nossa simulação é quase o mesmo que o encontrado por outros investigadores. No entanto, à medida que a taxa de fluxo aumenta, a turbulência desempenha um papel significativo, a curva de impedância começa a se afastar uma da outra, como visto na Figura 4.5.

A partir da observação, a resistência nasal no caso do modelo feminino também segue o mesmo padrão que a do modelo masculino. No entanto, a inclinação das curvas de resistência, como se vê na Figura 4.5, é mais acentuada no caso do indivíduo do sexo feminino. Isto pode ser atribuído às diferenças anatómicas; o modelo feminino é mais curto em comprimento e tem uma área de secção transversal posterior mais pequena. A baixa velocidade, o fluxo é laminar. Observou-se que o fluxo é suave e bem organizado. Portanto, a área nasal não é o fator crítico que determina a queda de pressão. Mas quando o fluxo é turbulento, consiste num fluxo caótico e altamente desordenado e também apresenta uma velocidade de fluxo mais elevada. Assim, a área nasal desempenha um papel importante e também resulta em recirculação e fluxo inverso. Além disso, em comparação com os modelos masculinos, o atual modelo feminino apresenta uma área de secção transversal menor na nasofaringe. Esta é também a razão pela qual o atual modelo feminino apresenta um valor mais elevado de queda de pressão.

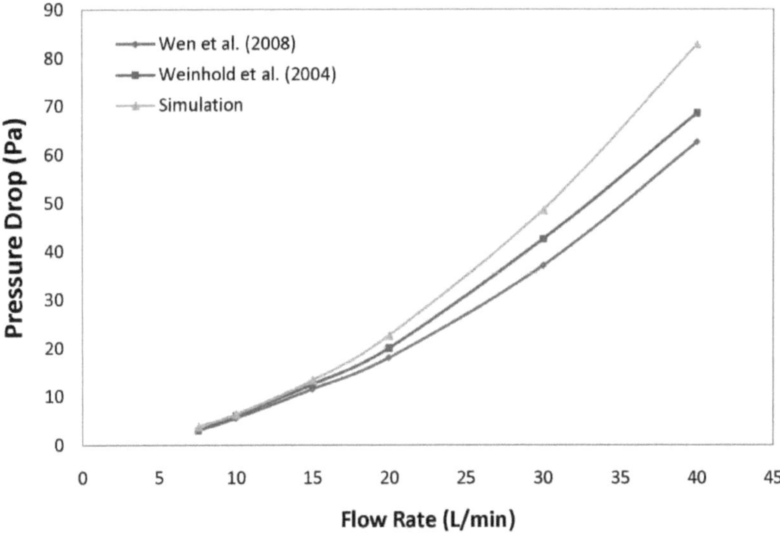

Figura 4.5: Queda de pressão vs. caudais inspiratórios comparados com dados anteriores

A queda de pressão obtida para a cavidade nasal feminina foi de cerca de 22,6 Pa para 20 L/min, quando comparada com a do modelo masculino, de cerca de 18 Pa e 20 Pa para a mesma taxa de fluxo, conforme obtido por Wen *et al.* (2008) e Weinhold *et al.* (2004), respetivamente. Assim, apesar das diferenças anatómicas, é possível observar uma grande semelhança de resultados com os estudos anteriores, validando assim o nosso presente estudo.

4. 5Estudos básicos de caudal

A compreensão das propriedades do fluxo de ar na cavidade nasal é muito importante na determinação da fisiologia nasal e no diagnóstico de várias anomalias associadas ao nariz. No entanto, os métodos convencionais, como o rinomanómetro e a rinometria acústica, não conseguem prever e quantificar com precisão as propriedades do fluxo em todos os locais da cavidade nasal. As simulações de fluxo de ar baseadas na dinâmica de fluidos computacional são muito úteis para uma melhor compreensão do fenómeno de fluxo no interior da cavidade nasal. Assim, no presente estudo, a simulação numérica do fluxo de ar nasal foi efectuada de modo a obter detalhes das caraterísticas do fluxo ao longo da cavidade nasal. Este capítulo apresenta os resultados obtidos no estudo numérico do fluxo de ar nasal para 20 L/min durante a inspiração.

4.5. 1Cálculo do número de Reynolds

O número de Reynolds é normalmente utilizado para caraterizar o tipo de escoamento, se o escoamento é laminar ou turbulento. O número de Reynolds é um número adimensional que também representa a razão entre as forças de inércia e as forças viscosas que actuam num elemento fluido. Os números de Reynolds do fluxo de ar nasal podem ser obtidos a partir de:

$$Re = \frac{\rho u d}{\mu} \tag{4.1}$$

Onde *p* é a densidade do ar (1,225 kg/m^s), *u* é a velocidade do fluxo de ar, *d* é o diâmetro da entrada nasal e μ é a viscosidade dinâmica do ar (1,7894 × 10^{-5} *kg/ms')*. A previsão inicial do valor do número de Reynolds é importante para simular corretamente o fluxo de ar nasal. O fluxo será definido como laminar para Re < 2100 e turbulento para *Re* >

2100. No presente trabalho, foram efectuadas simulações numéricas para caudais de 7,5 L/min, 10 L/min, 15 L/min, 20 L/min, 30 L/min e 40 L/min. O valor do número de Reynolds para caudais de 1 5L/min calculado a partir da equação acima é de 1,597. Com base no número de Reynolds obtido, o fluxo de ar foi tratado como laminar para taxas de fluxo de até 15 L/min. Isto estava de acordo, em geral, com investigadores anteriores (Wen *et al.*, 2008; Segal *et al.*, 2008) que determinaram a natureza laminar do escoamento, para caudais inferiores a 15 L/min. O número de Reynolds obtido para 20 L/min com base na equação acima é aproximadamente igual a 2,129. Assim, o fluxo foi tratado como turbulento para taxas de fluxo de 20 L/min e acima.

4.5. 2Velocidade

A Figura 4.6 mostra o gráfico de contorno do valor médio da velocidade ao longo da cavidade nasal durante a inspiração. Como visto na Figura 4.6, o fluxo foi observado como totalmente desenvolvido ao longo da região do meato médio. Os meatos superior e inferior receberam menor fluxo. Também foi observado baixo valor de velocidade nas regiões dos cornetos inferior e superior. Como se pode observar nas Figuras 4.6 e 4.7, houve um aumento súbito do valor médio da velocidade na região da nasofaringe. Isso se deve à diminuição da área da secção transversal na região posterior da geometria nasal.

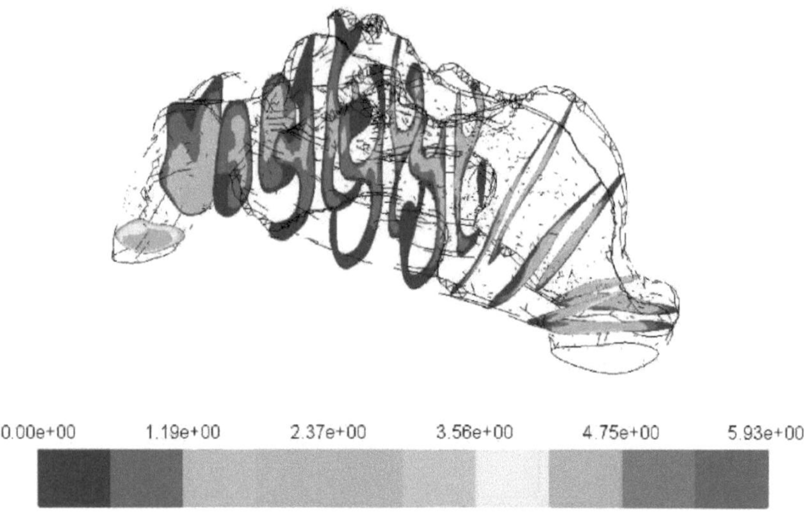

Figura 4.6: Contorno da velocidade média ao longo da cavidade nasal

Como se vê na Figura 4.7, a válvula nasal está localizada a uma distância de cerca de 2 cm da região anterior da cavidade nasal. A velocidade máxima atingida na localização da válvula nasal varia de 4,18 m/s, contra 4,82 m/s e 3,1 m/s obtidos por Xiong *et al.*, 2008 e Croce *et al.*, 2006, respetivamente. O pico de velocidade do ar em cada plano diminui posteriormente, para além da região da válvula nasal, à medida que a área da secção transversal aumenta.

A Figura 4.8 mostra o traçado da linha de fluxo do fluxo nasal inspirado através da narina. Como se pode ver na Figura 4.8, o fluxo de recirculação de baixa velocidade foi encontrado imediatamente a seguir à região da válvula nasal. O fluxo recirculatório propaga o fluxo para a região olfactiva, entrando assim em contacto com o sensor olfativo. A forma aerodinâmica da cavidade nasal facilita o fluxo recirculatório causado pelo gradiente de pressão adverso devido ao aumento súbito da área da secção transversal após a região da válvula nasal.

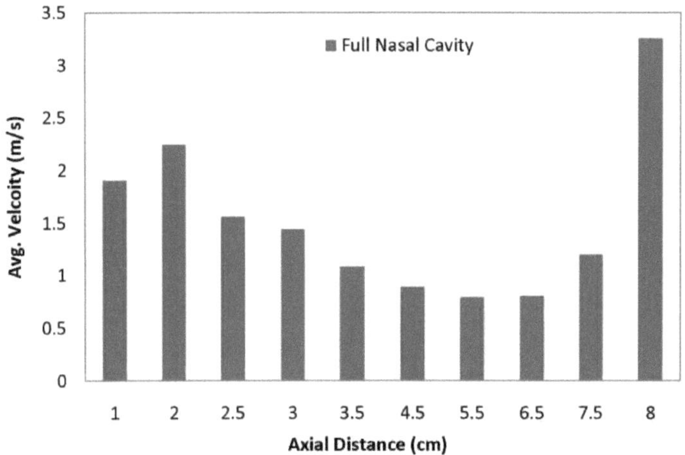

Figura 4.7: Variação da velocidade média ao longo do comprimento da cavidade nasal

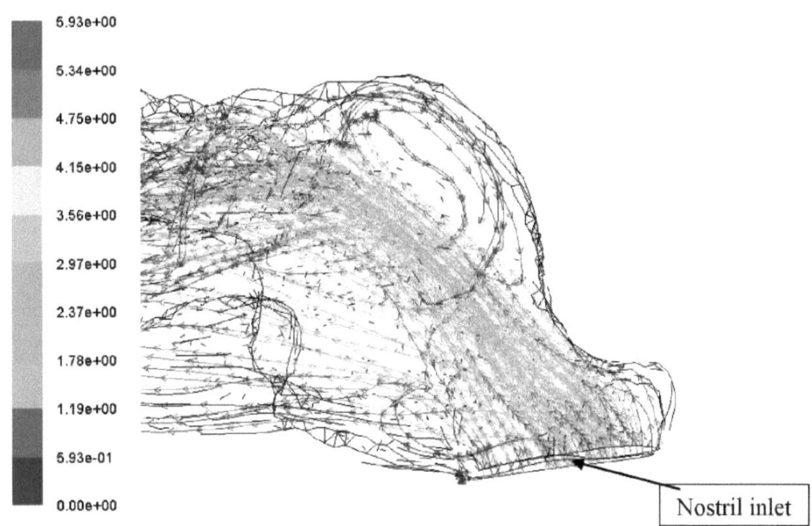

Figura 4.8: Recirculação do fluxo na região olfactiva

Como pode ser visto na Figura 4.9, a velocidade na cavidade esquerda é maior do que na cavidade direita. A variação da velocidade foi significativa na região anterior. O resultado obtido para a cavidade nasal esquerda e direita varia devido à forma não simétrica da cavidade nasal.

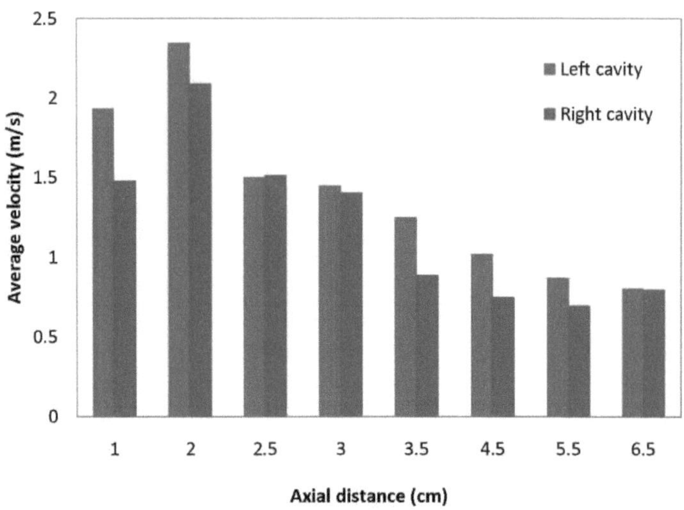

Figura 4.9: Comparação entre a cavidade nasal esquerda e direita

4.5. 3Pressão

Como se pode ver na Figura 4.10, a pressão estática média em cada plano seccional diminui ao longo do comprimento axial e mantém-se praticamente igual num comprimento de 2 cm a partir da válvula nasal. Mais a jusante, ao longo da região posterior, o valor médio da pressão estática continua a diminuir. Verificou-se que há uma diminuição súbita da pressão estática média na região da nasofaringe, onde se encontra uma curva. Durante a inspiração, os pulmões aspiram o ar da atmosfera ambiente. Por conseguinte, observa-se um perfil de pressão negativo para o fluxo inspiratório.

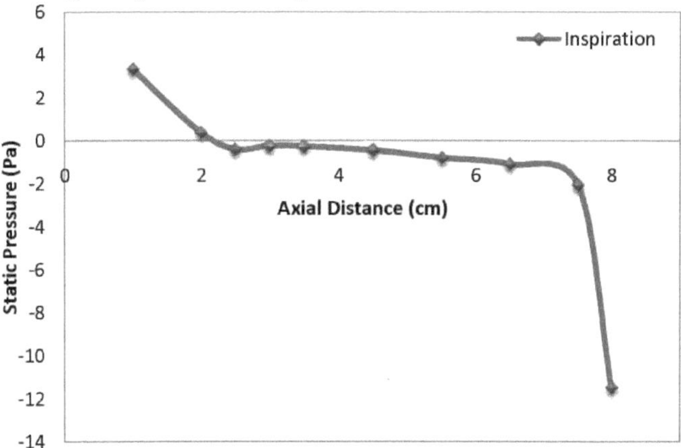

Figura 4.10: Pressão estática média ao longo da cavidade nasal durante a inspiração

4.5. 4Tensão de corte da parede

A Figura 4.11 mostra a tensão de cisalhamento máxima da parede em várias secções ao longo do comprimento axial da cavidade nasal. Como se vê na Figura 4.11 e na Figura 4.12, a tensão de cisalhamento da parede mais elevada pode ser observada nas extremidades anterior e posterior. Isto pode ser atribuído à alteração súbita da área da secção transversal na entrada e na saída. A tensão de cisalhamento máxima da parede obtida na região do vestíbulo nasal e da válvula nasal é de 1,044 Pa e 0,9452 Pa, respetivamente. O valor da tensão de cisalhamento da parede diminui significativamente após a região da válvula nasal, onde a velocidade diminui. O valor da tensão de cisalhamento da parede pode ser expresso como

$$\tau_{\omega} = \mu \frac{\partial u}{\partial y} \tag{4.1}$$

em que μ é a viscosidade dinâmica, u é a velocidade de fluxo paralela à parede e y é a distância à parede. As mudanças na direção do fluxo na nasofaringe devido à curvatura resultam num aumento do valor da tensão de cisalhamento da parede na extremidade posterior. O valor máximo da tensão de cisalhamento da parede obtido na região da nasofaringe é aproximadamente igual a 0,8372 Pa.

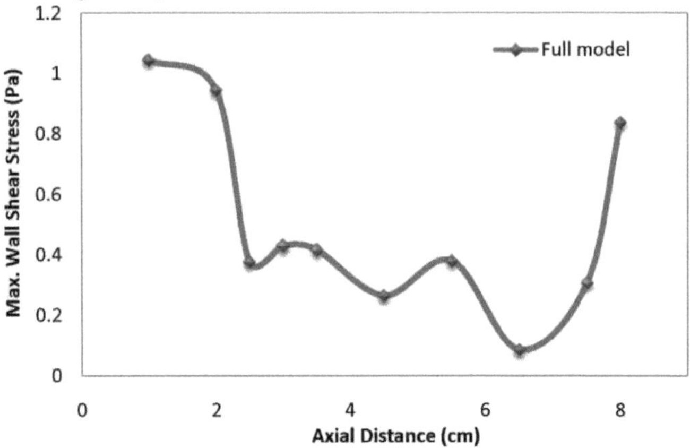

Figura 4.11: Tensão de cisalhamento máxima da parede ao longo da distância axial da cavidade nasal (modelo completo)

A Figura 4.12 mostra o gráfico de contorno do valor médio da tensão de cisalhamento da parede através da cavidade nasal durante a inspiração. Como se pode ver na Figura 4.12b, o corneto médio saliente na cavidade nasal esquerda resulta num efeito de tensão de cisalhamento da parede elevada. A geometria do septo oferece resistência ao fluxo na superfície da parede e resulta no aumento das tensões de cisalhamento da parede. Na válvula nasal, onde se verifica um aumento súbito da velocidade devido à sua área de secção transversal estreita, o que resulta num valor mais elevado da tensão de cisalhamento máxima da parede. A comparação entre as cavidades nasais esquerda e direita, como indicado na Figura 4.13, mostra a prevalência de tensões de cisalhamento da parede mais elevadas na cavidade nasal esquerda devido à variação da área da secção transversal. O valor máximo da tensão de cisalhamento da parede obtido na região do vestíbulo nasal para a cavidade nasal esquerda é igual a 0,9503 Pa e 0,4013 Pa para a cavidade direita. Na região da válvula nasal, o valor máximo da tensão de cisalhamento da parede obtido para a cavidade esquerda é de 0,9452 Pa e de 0,5949 Pa para a cavidade direita. Este facto deve-se à forma assimétrica da cavidade nasal e à variação do contorno da parede entre a cavidade nasal esquerda e a cavidade nasal direita.

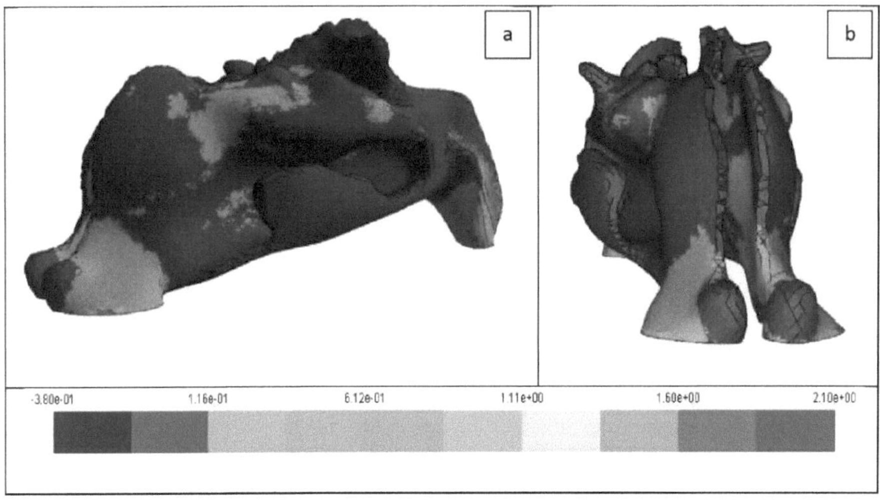

Figura 4.12: Contorno da tensão de corte média da parede

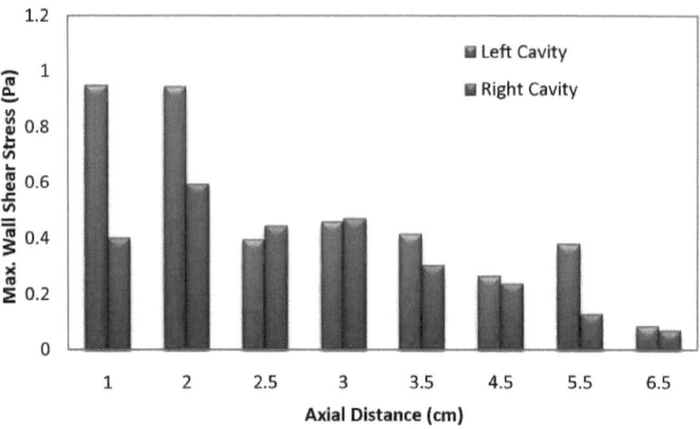

Figura 4.13: Tensão de cisalhamento máxima da parede na cavidade nasal esquerda e direita

4.5.5Inspiração vs. expiração

Nesta secção, o estudo comparativo dos estados inspiratório e expiratório foi amplamente realizado, demonstrando a utilidade dos modelos numéricos para uma melhor compreensão do fenómeno de fluxo no interior da cavidade nasal e, como tal, deve ser benéfico para os médicos.

4.5.5. 1Comparações de velocidade e pressão

A corrente de fluxo que entra na narina durante a inspiração progride em direção ao vestíbulo nasal com uma velocidade de cerca de 1,8 m/s. A Figura 4.14 mostra a variação da velocidade ao longo do comprimento da cavidade nasal. Observa-se que a velocidade é maior na região posterior durante a expiração quando comparada com a inspiração. A distribuição da pressão, como mostra a Figura 4.15, apresentou variações acentuadas durante a inspiração e a expiração. A

O mecanismo expiratório é definido por gradientes de pressão positiva. O fluxo é expelido dos pulmões e, por conseguinte, há uma prevalência de valores mais elevados de pressão durante a expiração. Já a inspiração é o mecanismo em que os pulmões aspiram o ar da atmosfera ambiente. Por conseguinte, observa-se um perfil de pressão negativo para o fluxo inspiratório.

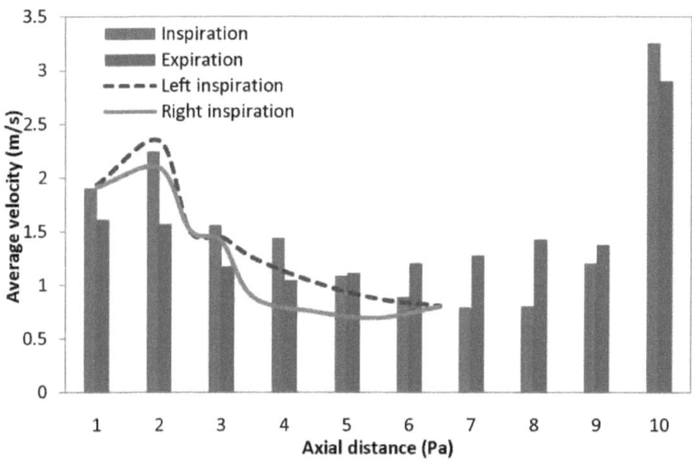

Figura 4.14: Comparação do perfil de velocidade durante a inspiração e a expiração

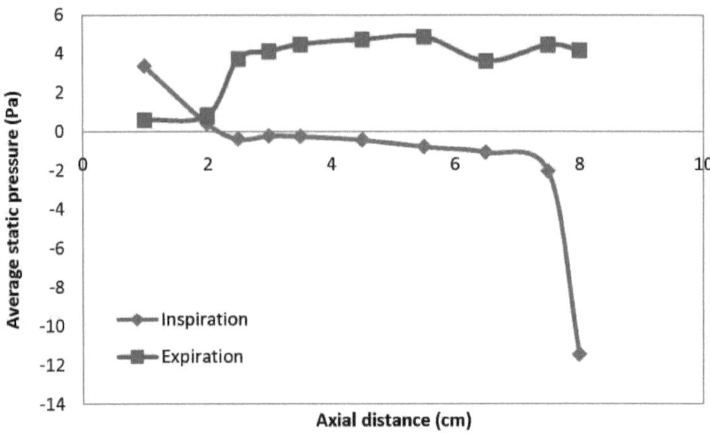

Figura 4.15: Pressão estática média ao longo do comprimento axial da cavidade nasal

4.5.5. 2Resistência

São obtidos gráficos de resistência diferentes para a inspiração e a expiração, indicando a variação da resistência em ambos os processos (ver Figura 4.16). Na expiração obtêm-se valores de resistência mais baixos do que na inspiração. Existe uma ambiguidade no que respeita às observações sobre a resistência durante a inspiração e a expiração. Haight e Cole (1983) observaram que, durante a respiração calma, a resistência ao fluxo de ar era mais elevada durante a inspiração do que durante a expiração. No entanto, Kenyon, (1987) observou o oposto e verificou que a resistência expiratória era maior do que a inspiratória. Viani *el al.*, (1990) verificaram que a resistência expiratória era maior quando medida num gradiente de pressão de 150 Pa.

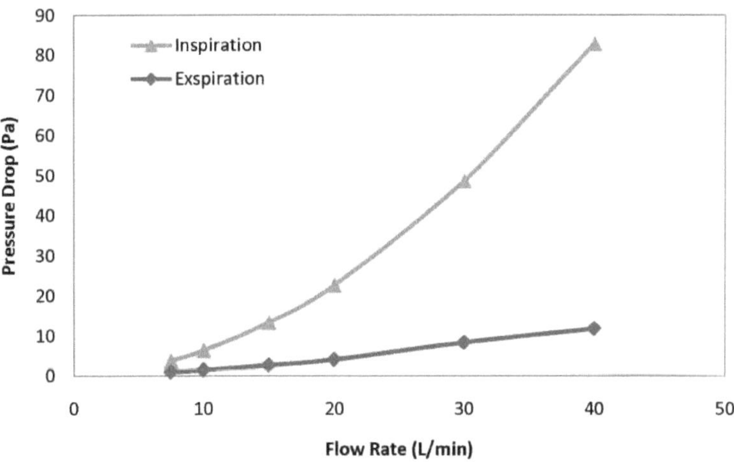

Figura 4.16: Valor da queda de pressão durante a inspiração e a expiração para vários caudais

No entanto, a situação inverteu-se para taxas de fluxo baixas, com o fluxo inspiratório a demonstrar uma resistência menor do que o expiratório. Mais estudos precisam ser realizados para confirmar a observação simulada atual. Uma vez que o presente estudo de simulação não leva em conta o colapso do vestíbulo nasal devido às pressões negativas geradas durante a inspiração, os resultados obtidos podem não corresponder a observações fisiológicas reais.

4.5.5. 3Tensão de cisalhamento da parede

As tensões de cisalhamento da parede obtidas durante a fase inspiratória foram predominantemente mais elevadas na região anterior. A tensão de cisalhamento máxima da parede obtida na válvula nasal foi de cerca de 0,97 Pa. A fase expiratória mostrou valores muito mais elevados de tensão de cisalhamento da parede na região posterior (Figura 4.17).

Em resumo, a fase expiratória resulta numa tensão mais elevada em comparação com a fase inspiratória. Pode, portanto, inferir-se que o jato de alta velocidade expelido durante o espirro apresenta valores muito mais elevados de tensão, com efeitos adversos na parede nasal. O fenómeno dos espirros contínuos pode danificar a válvula nasal e destruir o revestimento celular e os vasos sanguíneos ligados às paredes. No entanto, tanto quanto é do conhecimento do autor, não há nenhum trabalho que tenha quantificado o valor da tensão de cisalhamento da parede que poderia danificar o tecido mole e romper o vaso sanguíneo na cavidade nasal.

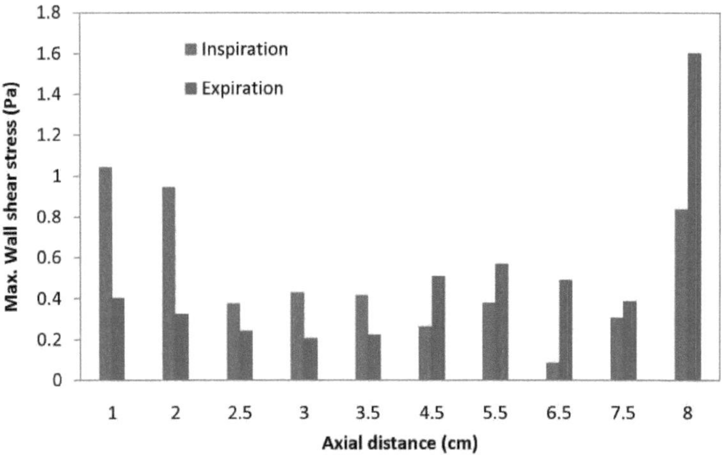

Figura 4.17: Tensão de cisalhamento máxima da parede ao longo da distância axial da cavidade nasal

4.6 Vários ritmos respiratórios na inspiração e na expiração

Os seres humanos apresentam uma taxa de respiração diferente em condições diferentes. Enquanto dormem, os seres humanos tendem a ter taxas de fluxo respiratório mais baixas do que quando trabalham ou estão acordados. A respiração normal aproxima-se dos

20 L/min. Em caso de exercício intenso ou durante a corrida, o caudal pode aumentar para mais de 40 L/min. Por conseguinte, seria útil compreender o efeito de diferentes caudais de respiração na cavidade nasal. Nesta secção, as caraterísticas do fluxo no interior da cavidade nasal de uma mulher foram avaliadas utilizando CFD para um fluxo em estado estacionário que consiste em taxas de fluxo que variam de 7,5 a 40 L/min tanto no mecanismo de inspiração como de expiração.

4.6. 1Velocidade média

Os valores médios da velocidade foram extraídos tanto para a inspiração como para a expiração em alguns locais importantes, como o vestíbulo, a válvula nasal e a nasofaringe. A Figura 4.18 mostra os valores médios da velocidade para caudais de 7,5 a 40 L/min obtidos em diferentes secções ao longo da cavidade nasal durante a inspiração. Como se pode ver na Figura 4.18, independentemente dos caudais, o valor mais elevado da velocidade média surge na região da válvula nasal durante a inspiração. Sob caudal laminar de 7,5 a 15 L/min, com um incremento de 7,5 L/min, o valor da velocidade média aumentou cerca de 120 %. No entanto, em condições turbulentas com caudal de 20 a 40 L/min, para um incremento de 20 L/min, a diferença na velocidade média foi apenas de cerca de 115 %. A velocidade máxima na região da válvula nasal para os caudais de 7,5 L/min foi de 1,54 m/s, que aumentou para 8,66 m/s para o caudal de 40 L/min. Valores mais altos de velocidade na válvula nasal são prejudiciais à saúde dos tecidos e podem potencialmente danificar os vasos sanguíneos localizados nessa região.

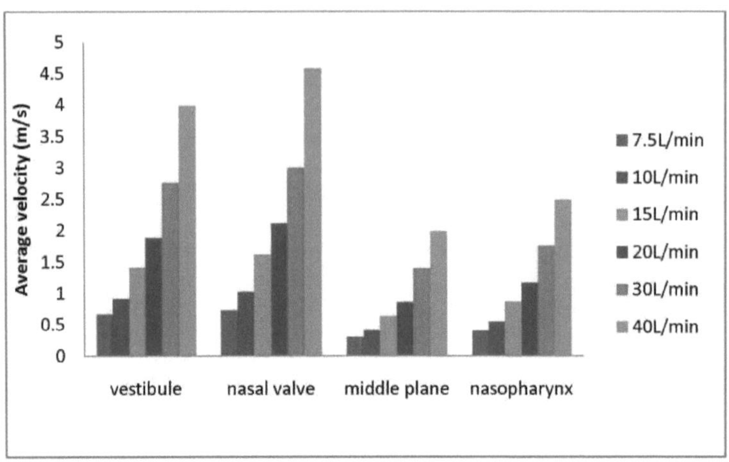

Figura 4.18: Velocidade média a diferentes caudais de 7,5 a 40L/min durante a inspiração

O impacto de taxas de fluxo variáveis na região olfactiva também é apresentado. A 7,5 L/min, apenas 0,001 % do fluxo total atinge a região olfactiva. A Figura 4.19 mostra a localização do plano para além do qual a região olfactiva está localizada. A região olfactiva recebe apenas uma pequena percentagem do fluxo total que entra na cavidade nasal. Este fluxo re-circulatório, que é composto por uma velocidade muito baixa, é útil para a perceção do sentido olfativo. A velocidade média para uma taxa de fluxo de 7,5 L/min foi tão baixa quanto 0,089 m/s. No entanto, à medida que a taxa de fluxo aumentou para 40 L/min, a porcentagem de fluxo que atingiu os sensores olfativos também aumentou para 0,28% do fluxo total. Quando um grande fluxo de ar atinge os sensores olfativos, a velocidade média na região também aumentou para 1,02 m/s. Isso explica porque quando tendemos a inalar maior fluxo de massa durante a inalação, a perceção do cheiro também melhora. Estudos de Mullins (1955) e Schneider *el al.* (1963) também mostraram que um aumento na taxa de fluxo aumenta a detetabilidade do odor.

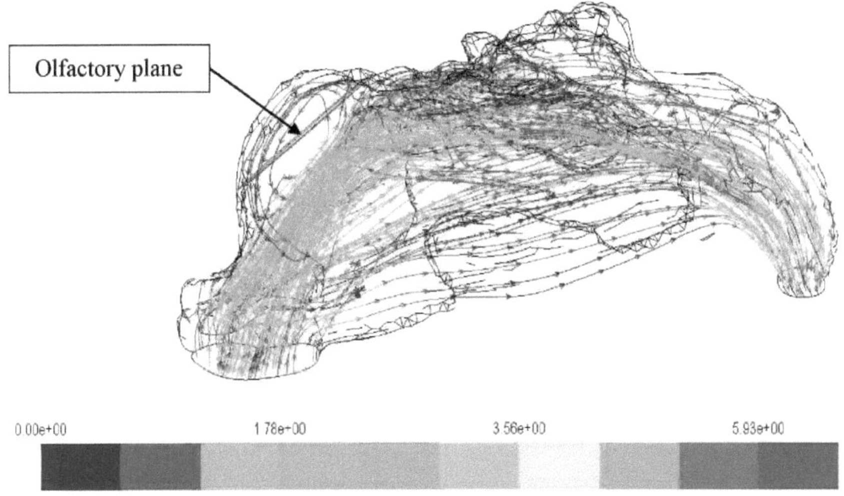

Figura 4.19: Modelo da cavidade nasal mostrando o plano olfativo

No entanto, para a expiração, o valor médio da velocidade atingido na região do vestíbulo e da válvula nasal é quase o mesmo que o aumento do fluxo de 7,5 para 40 L/min. Em contraste com a inspiração, perfis de velocidade quase uniformes podem ser observados em todos os locais sob taxas de fluxo mais baixas. Como mostrado na Figura 4.20, apenas variações marginais foram observadas entre vários locais à medida que a taxa de fluxo aumentou.

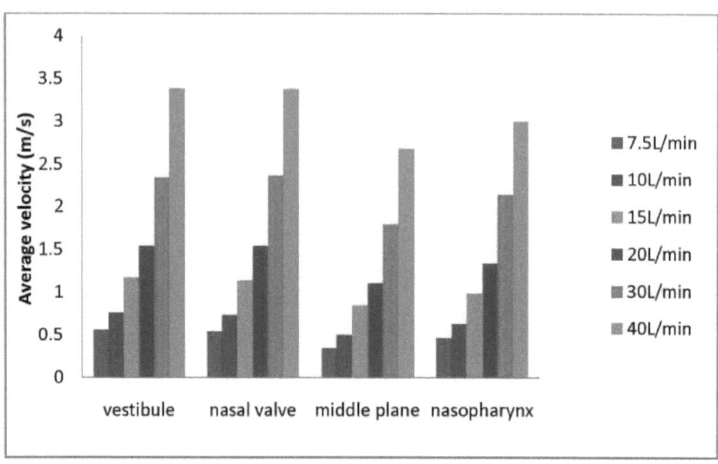

Figura 4.20: Velocidade média em diferentes caudais de 7,5 a 40L/min durante a expiração.

4.6.2 Tensão de corte da parede

As figuras 4.21 e 4.22 mostram o gráfico das tensões de cisalhamento máximas da parede para inspiração e expiração. A Figura 4.21 mostra o impacto do aumento do fluxo no valor da tensão de cisalhamento da parede através da cavidade nasal. O impacto da velocidade elevada com o aumento do caudal é predominante na região anterior no caso da inspiração. O valor da tensão de cisalhamento máxima da parede na região do vestíbulo aumentou em mais de 2000% à medida que a taxa de fluxo aumentou de 7,5 para 40 L/min. Um aumento tão abrupto tem um impacto significativo nos vasos sanguíneos da região. No entanto, a expiração demonstrou uma prevalência quase uniforme da tensão de cisalhamento da parede em quase todos os locais dentro da cavidade nasal. Na região da válvula nasal e do vestíbulo, a tensão desenvolvida durante a expiração foi muito menor do que a obtida durante a inspiração. O valor da tensão máxima de cisalhamento da parede no vestíbulo foi de cerca de 2,92 Pa, em comparação com 6,89 Pa para o mesmo local durante a inspiração. Portanto, o fenómeno de espirro, que é caracterizado por taxas de fluxo expiratório abruptas e muito elevadas, superiores a 40 L/min, produzirá tensões de cisalhamento na parede significativamente mais baixas do que para a mesma taxa de fluxo durante a inspiração. Portanto, mesmo que o espirro seja um jato repentino de fluxo com alta velocidade, as tensões produzidas serão muito menores. No entanto, taxas de fluxo mais altas não são desejadas, pois resultam em valores muito altos de gradientes de pressão que podem resultar no colapso do vestíbulo nasal, bem como induzir mais tensões na cavidade nasal, danificando assim as delicadas camadas de tecido e vasos sanguíneos, criando complicações.

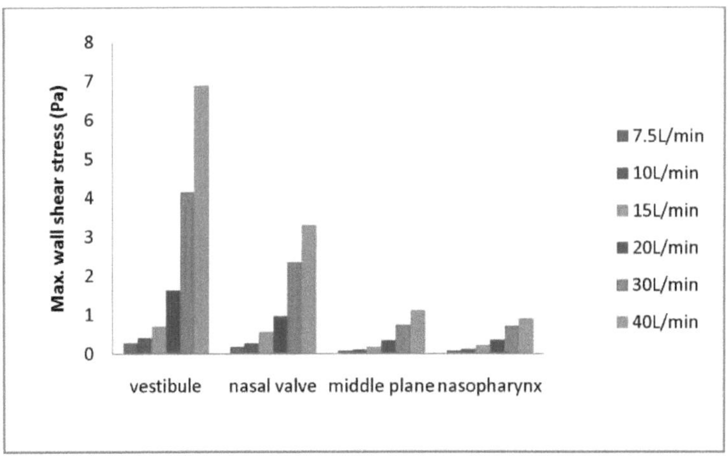

Figura 4.21: Valores máximos de tensão de cisalhamento da parede através da distância axial da cavidade nasal durante a inspiração

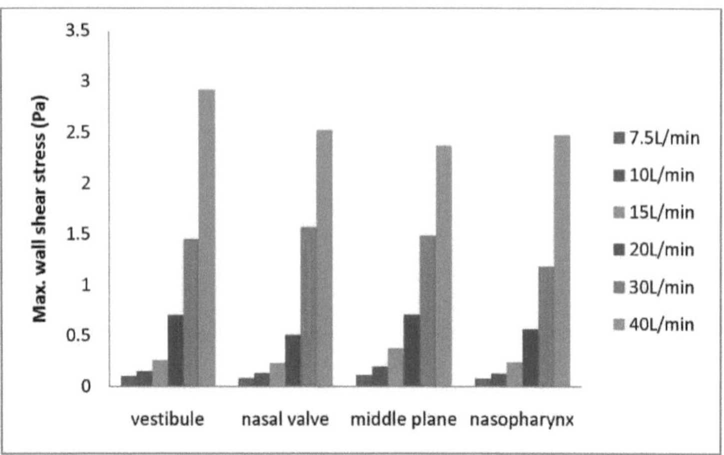

Figura 4.22: Valores máximos da tensão de cisalhamento da parede ao longo da distância axial do nariz cavidade durante a expiração

4.7 Trabalhos preliminares sobre a comparação dos géneros

As evidências sugerem que não há diferença entre os sexos no tamanho das vias aéreas superiores, quer seja medido diretamente por métodos de imagem ou indiretamente pela medição da resistência das vias aéreas superiores. (Rowley *et al*, 2001). No entanto, alguns dos problemas, como a apneia obstrutiva do sono, são específicos apenas do género masculino (Suzina *et al.*, 2003). As variações anatómicas contribuem para a ocorrência de certas anomalias em função do sexo. Assim, o género é um dos factores que contribuem para a diferença no comportamento do fluxo.

4.7. 1Comparação geométrica

A fim de verificar as diferenças anatómicas com base no sexo, o comprimento da cavidade nasal foi medido a partir de uma amostra de imagens de TC disponíveis. Como resultado, foi medida uma amostra de 4 casos de imagens de TC nasal de homens e mulheres.

A Tabela 4.1 mostra o comprimento total da cavidade nasal obtido a partir das imagens de TAC de quatro indivíduos do sexo masculino e quatro do sexo feminino. Verificou-se que os modelos femininos eram ligeiramente mais pequenos em comprimento quando comparados com os modelos masculinos. Com base nos resultados apresentados na Tabela 4.1, podemos concluir que as mulheres têm um comprimento mais curto da cavidade nasal quando comparadas com os homens. No entanto, trata-se apenas de uma amostra que precisa de ser corroborada com amostras muito mais elevadas para verificar as observações apresentadas na Tabela 4.1.

Tabela 4.1: O comprimento total da cavidade nasal com base na comparação entre géneros

Name	**Length (mm)**
Female 1	85.72
Female 2	89.78
Female 3	88.90
Female 4	90.97
Male 1	96.69
Male 2	91.73
Male 3	98.48
Male 4	97.37

O presente trabalho centra-se no estudo computacional da cavidade nasal, pelo que, a fim de aprofundar a compreensão do efeito das diferenças anatómicas baseadas no género no comportamento do fluxo, foi realizada uma análise numérica. A maioria dos trabalhos anteriores sobre estudos numéricos da cavidade nasal baseou a sua observação em modelos masculinos, enquanto a investigação atual utiliza modelos femininos desenvolvidos a partir de imagens de TAC.

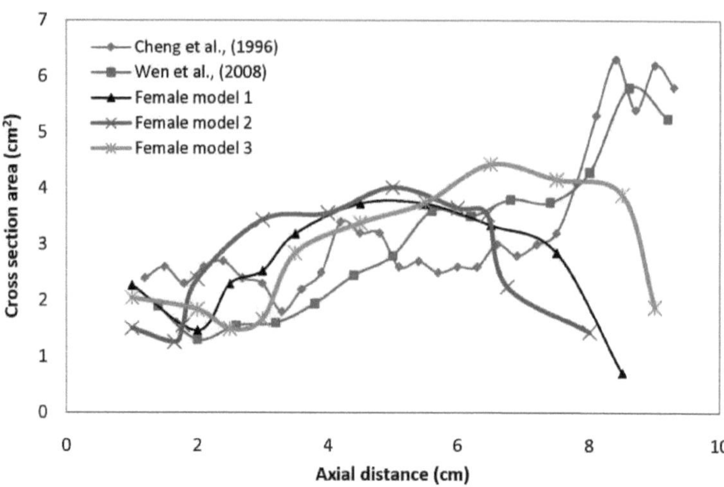

Figura 4.23: Comparação da área da secção transversal através da cavidade nasal dos indivíduos humanos do sexo masculino e feminino

A Figura 4.23 mostra a área da secção transversal obtida com base nos planos criados ao longo da cavidade nasal. Os modelos computacionais femininos são comparados com os modelos masculinos da cavidade nasal disponíveis nos trabalhos publicados anteriormente. Como se pode ver na Figura 4.23, o comprimento total da cavidade nasal para indivíduos do sexo feminino é mais curto em comparação com o modelo masculino desenvolvido por Cheng *et al.*, 1996 e Wen *et al.*, 2008. A localização da região da válvula nasal também variou em cada modelo nasal. Independentemente do género, esta diferença na localização também foi relatada na literatura anterior (Keyhani *et al.*, 1995, Subramanium *et al.*, 1998, Cheng *et al.*, 1996). Também se pode observar que a área da secção transversal na região dos cornetos na cavidade nasal feminina é mais larga do que na masculina. Como visto na Figura 4.23, na região posterior da via aérea nasal, foi observado um aumento substancial na área da secção transversal após a região dos cornetos para o sexo masculino. Por outro lado, a área da secção transversal da via aérea nasal feminina diminuiu drasticamente após a região dos cornetos.

Assim, observou-se que as mulheres possuíam menor área de secção transversal na nasofaringe. A área da secção transversal na nasofaringe é de 5,8 cm^2 e 5,25 cm^2 para o sexo masculino e 2,85 cm^2 , 3,52 cm^2 e 2,96 cm^2 para a cavidade nasal feminina. Assim, a cavidade nasal feminina é mais curta em comprimento e tem uma área de secção transversal posterior mais pequena.

A resistência nasal no caso do modelo feminino também segue o mesmo padrão que a do modelo masculino para condições de fluxo laminar. No entanto, em condições turbulentas, as curvas de resistência, como se vê na Figura 4.24, são mais acentuadas. Existem diferenças significativas nos valores de perda de carga obtidos para os três modelos femininos. O modelo 1 apresentou valores mais elevados de resistência em comparação com o modelo masculino. O valor da resistência para o caso feminino 2 foi muito inferior ao do modelo masculino e ao do caso feminino 1. Também o caso feminino 3 apresentou valores de resistência mais baixos do que os seus homólogos masculinos.

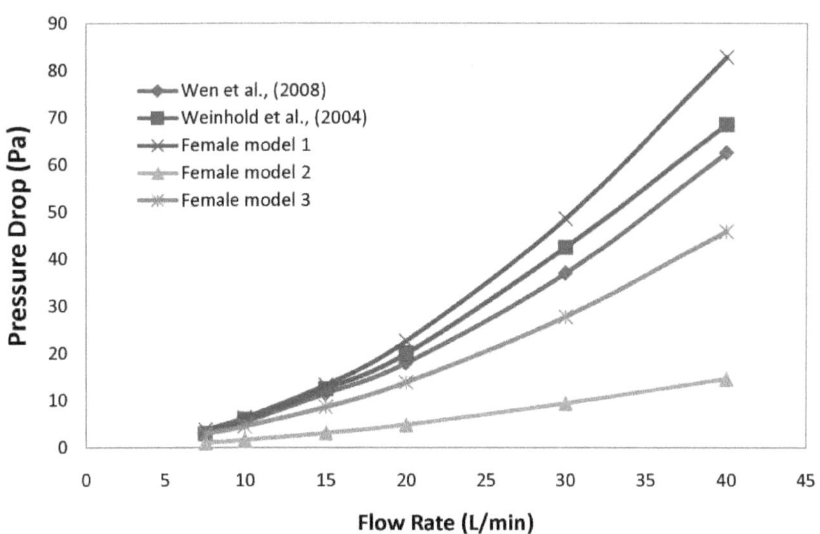

Figura 4.24: Valor da queda de pressão na cavidade nasal

Estas variações nos valores dos três casos de estudo femininos processados podem ser atribuídas às diferenças anatómicas inter-humanas que existem entre os seres humanos. Em segundo lugar, os valores de resistência para o caso feminino 1, com valores de resistência mais elevados, talvez se devam a artefactos associados ao próprio modelo. Além disso, o caso feminino 1 tinha a área de secção transversal mais pequena na saída da nasofaringe, o que pode contribuir para o aumento da resistência. Em geral, o modelo feminino apresentou valores mais baixos de queda de pressão quando comparado com os modelos masculinos.

Foi efectuado um estudo baseado no género, como se pode observar na Tabela 4.2. Quatro modelos de cavidade nasal masculina de publicações anteriores foram considerados para o presente estudo com base nos dados disponíveis na literatura. A maioria dos pesquisadores usou indivíduos do sexo masculino para determinar a permeabilidade nasal (Wen *et al.*, 2008; Weinhold *et al.*, 2004; Cheng *et al.*, 1996, Subramaniam *et al.*, 1998).

Tabela 4.2: Descrição das caraterísticas da cavidade nasal para modelos de cavidade nasal masculina e feminina

Particulars	Male	Female
Total length of the nasal cavity	9.2 cm (Wen *et al.*, 2008) 9.3 cm (Cheng *et al.*, 1996)	8.5 cm (Model 1) 8.0 cm (Model 2) 9.0 cm (Model 3)
Nasapharynx cross sectional area	5.25 cm^2 (Wen *et al.*, 2008) 5.8 cm^2 (Cheng *et al.*, 1996)	2.85 cm^2 (Model 1) 3.52 cm^2 (Model 2) 2.96 cm^2 (Model 3)
The location of the nasal valve region	3.3 cm (Cheng *et al.*, 1996) 2.0 cm (Wen *et al.*, 2008)	2.0 cm (Model 1) 1.65 cm (Model 2) 2.0 cm (Model 3)
Nasal valve cross section area	1.4 cm^2 (Wen *et al.*, 2008) 1.8 cm^2 (Cheng *et al.*, 1996)	1.5 cm^2 (Model 1) 1.26 cm^2 (Model 2) 1.84 cm^2 (Model 3)
Pressure drop (for flow rate of 20L/min)	18 Pa (Wen *et al.*, 2008) 20 Pa (Weinhold *et al.*, 2004)	22.6 Pa (Model 1) 4.88 Pa (Model 2) 13.88Pa (Model 3)
Maximum velocity at nasal valve (for flow rate of 15L/min)	4.2 m/s (Subramaniam *et al.*, 1998)	3.17 m/s (Model 1) 2.68 m/s (Model 2) 2.23 m/s (Model 3)

Como se pode ver na Tabela 4.2, o modelo feminino tem um comprimento mais curto da cavidade nasal (8,5 cm, 8 cm e 9 cm) quando comparado com o dos indivíduos do sexo masculino, conforme determinado por Cheng *et al.*, (1996) e Wen *et al.*, (2008) como sendo 9,3 cm e 9,2 cm, respetivamente. Outra observação importante foi a diminuição da área da secção transversal na região posterior dos indivíduos do sexo feminino em comparação com os do sexo masculino. A área da secção transversal da nasofaringe obtida neste estudo foi de 2,85 cm^2 , 3,52 cm^2 e 2,96 cm^2 ; enquanto 5,25 cm^2 e 5,8 cm^2 foram determinados por Wen *et al.*, (2008) e Cheng *et al.*, (1996), respetivamente. Isso indica claramente que a cavidade nasal masculina tem uma área transversal posterior maior, enfatizando a variação com base no género.

Apesar de encontrarmos variações anatómicas entre o modelo masculino e o feminino, pode ser observada uma tendência geral. Foi observado um aumento dos perfis transversais após a região da válvula nasal. Para a presente geometria, a região da válvula nasal foi localizada a cerca de 2,0 cm, 1,65 cm e 2 cm da ponta anterior do nariz, o que se compara com os outros modelos que foram localizados a 3,3 cm e 2,0 cm, conforme obtido por Cheng *et al.*, (1996) e Wen *et al.*, (2008), respetivamente. Como afirmado anteriormente, independentemente do sexo, a diferença na localização também foi relatada na literatura anterior (Keyhani *et al.*, 1995, Subramanium *etal.*, 1995, Cheng *etal.*, 1996).

Uma das vantagens da utilização do CFD é a sua apresentação exacta da função fisiológica associada à cavidade nasal. Apresenta uma quantificação útil entre a função fisiológica masculina e a feminina. A queda de pressão a 20 L/min obtida para as cavidades nasais femininas foi de 22,6 Pa para o modelo 1, 4,8 Pa para o modelo 2 e 13,88 Pa para o modelo 3, quando comparada com a do modelo masculino, de cerca de 18 Pa e 20 Pa para a mesma taxa de fluxo obtida por Wen *et al.*, (2008) e Weinhold *et al.*, (2004), respetivamente. O modelo feminino 1 tinha a área de secção transversal mais pequena na saída da nasofaringe, pelo que se obteve um valor mais elevado de queda de pressão em comparação com os modelos 2 e 3. No entanto, em geral, o valor da queda de pressão para os casos femininos 2 e 3 é inferior ao dos modelos masculinos referidos na literatura.

Sendo a válvula nasal a área crítica da cavidade nasal, a comparação entre os modelos masculino e feminino resultou em modelos femininos exibindo menor valor de velocidade máxima quando comparados com o modelo masculino desenvolvido por Subramanian *et al.*, 1998, o valor da velocidade máxima obtida para os três modelos femininos é de 3,17 m/s, 2,68 m/s e 2,23 m/s, respetivamente, contra 4,2 m/s para uma taxa de fluxo semelhante obtida para o modelo masculino. Isto mostra a diferença relativa entre o comportamento do fluxo masculino e feminino.

O presente estudo identificou certas diferenças anatómicas e fisiológicas baseadas no género. A utilização da dinâmica de fluidos computacional ajudou a compreender estas diferenças que não podiam ser quantificadas anteriormente com base em meras observações e dispositivos médicos. Além disso, evidenciou o facto de os modelos numéricos não poderem ser generalizados para quantificação porque existem diferenças baseadas no género. Assim, em todos os futuros estudos numéricos do fluxo através da cavidade nasal, é imperativo mencionar o género do modelo em consideração.

4. 8Efeito da gravidade no fluxo de ar nasal devido à mudança de postura

A influência das alterações posturais na cavidade nasal foi investigada nesta secção. Foram citadas muitas razões para o aumento da resistência nasal, desde o aumento da pressão venosa central que resulta na congestão da mucosa nasal, até à pressão de algumas áreas do corpo que resulta na alteração da resistência nasal (Roithmann *et al.*, 2005). Assim, a mudança de postura é um importante fator determinante das dimensões das vias aéreas superiores. O efeito agravante da posição supina do corpo nas anomalias respiratórias durante o sono é atribuído ao efeito da gravidade nas vias aéreas superiores (Oksenberg e Silverberg, 1998).

Várias literaturas médicas citam as alterações na variação da área da faringe com a mudança de postura. No entanto, devido à dificuldade em obter uma tomografia computadorizada de uma pessoa sentada, os dados da tomografia computadorizada obtidos na posição supina são utilizados para estudar o efeito da postura no fluxo. Portanto, este estudo assume que não há alterações na dimensão da cavidade nasal com a mudança de postura. No entanto, a mudança na direção da força gravitacional actua com base na mudança de postura é considerada para este estudo. São considerados quatro casos: sentado, em decúbito dorsal, em decúbito ventral e em decúbito dorsal direito. A aceleração devido à gravidade é considerada como sendo 9,81 m/s^2 ao nível do mar. O esquema de discretização da pressão ponderada pela força do corpo é adotado na simulação numérica, onde a descontinuidade das forças explícitas do corpo (por exemplo, gravidade, turbilhão) foi tida em conta.

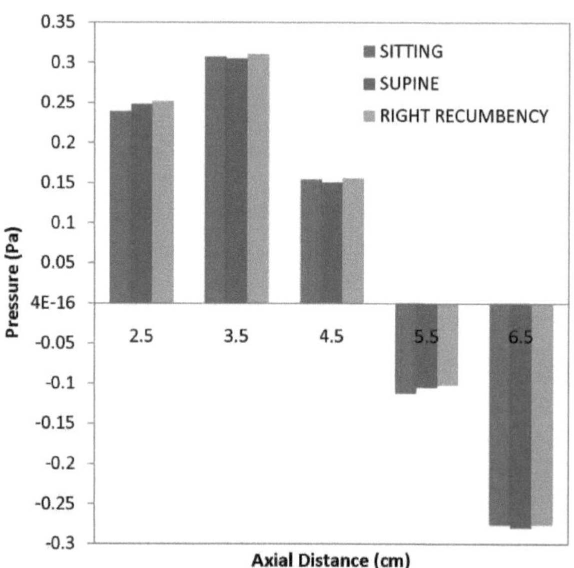

Figura 4.25: Variação da pressão estática média com a postura

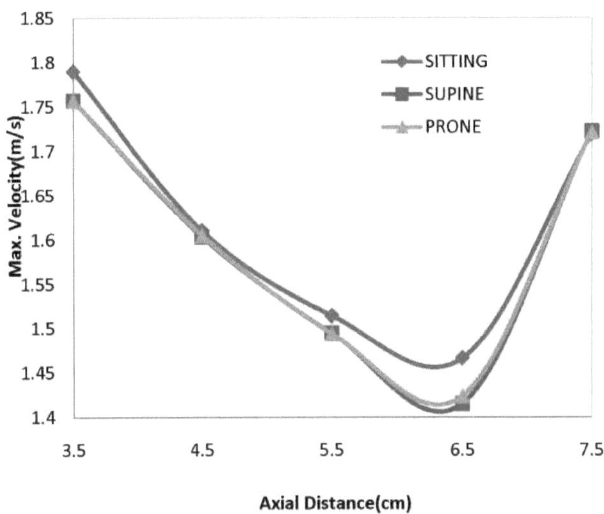

Figura 4.26: Efeito da mudança de postura na velocidade a 15L/min

Como se pode ver na Figura 4.25, observa-se uma alteração de cerca de 0,3 % na pressão estática média quando se muda da posição sentada para a posição supina. Ao longo da região média, a pressão estática média diminui quando se muda da posição sentada para a posição supina. Também foram observadas alterações significativas ao mudar para a posição de decúbito dorsal direito. Estes resultados mostram a influência da gravidade associada à mudança de postura.

A Figura 4.26 mostra a variação da velocidade máxima para além da região da válvula nasal (3,5 cm a 7,5 cm). Uma queda significativa na velocidade pode ser observada ao passar da posição sentada para a posição supina. Não foi observada muita variação na velocidade entre a posição supina e a prona.

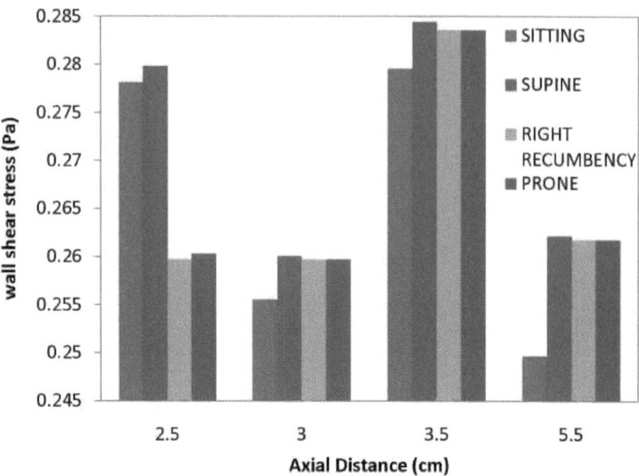

Figura 4.27: Variação das tensões de cisalhamento máximas da parede com a mudança de postura

Além disso, a mudança de postura teve um efeito significativo nas tensões de cisalhamento da parede, como pode ser observado na Figura 4.27. Os contornos apresentados na Figura 4.28 mostram o efeito da mudança de postura na separação do fluxo. Podemos observar que o fluxo ao longo da cavidade nasal direita diminui quando se muda a postura de sentado para supino. O fluxo é totalmente desenvolvido na cavidade nasal direita na posição sentada (Figura 4.28A) em comparação com a postura supina.

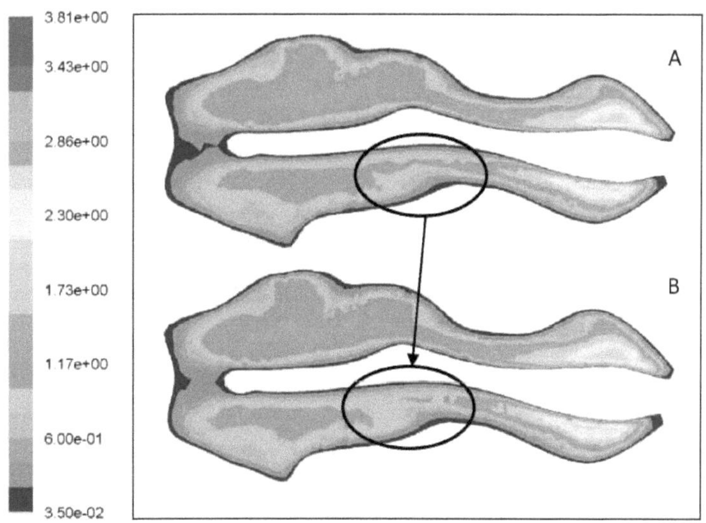

Figura 4.28: A: Sentado B: Supino, mostra as variações de fluxo ao longo de um plano horizontal a região do meato médio

4.9Efeito de diferentes condições de fronteira nos parâmetros do escoamento

Os autores investigam o efeito de várias condições de fronteira classificadas como fluxo de tampão para valores de fronteira definidos na entrada da narina e fluxo de tração que simula as condições fisiológicas naturais de respiração com fronteira definida na nasofaringe.

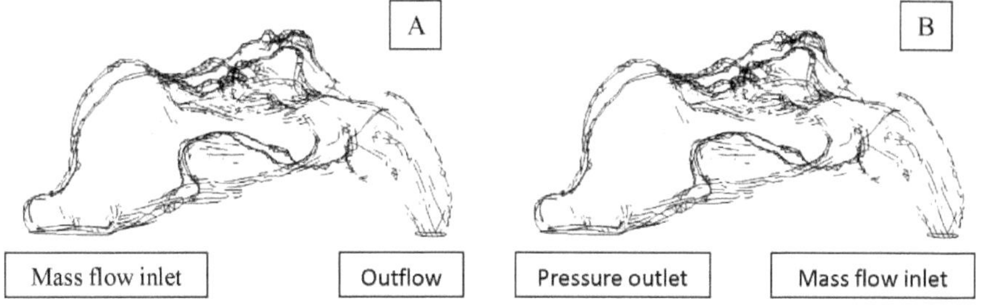

Figura 4.29: Condição de fronteira do fluxo do tampão para inspiração A e expiração B.

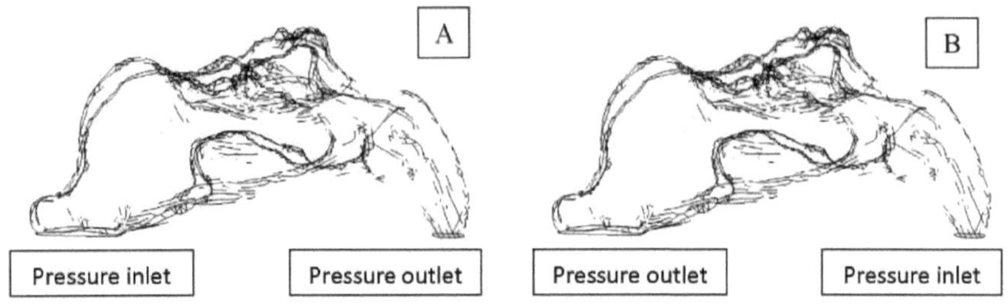

Figura 4.30: Condição de fronteira do fluxo de tração para inspiração A e expiração B.

Foram efectuadas simulações numéricas de fluxo de ar constante inspiratório utilizando um modelo 3D da cavidade nasal derivado de imagens de tomografia. As Figuras 4.29 e 4.30 mostram a definição da condição de contorno de fluxo de puxar e de encaixe para inspiração e expiração. As condições de fronteira de escoamento do tipo "plug" e "pull" foram utilizadas no mesmo modelo e comparadas para avaliar o efeito de diferentes condições de fronteira nos parâmetros de escoamento. Os estudos são realizados para várias taxas de fluxo de 7,5 L/min, 10 L/min, 15 L/min, 20 L/min, 30 L/min e 40 L/min, sugerindo várias taxas de respiração.

4.8. 1Comparação da resistência nasal para fluxo de encaixe e fluxo de tração

Os métodos numéricos estão sujeitos a vários pressupostos, especialmente no que respeita à definição dos limites. A fim de obter um valor mais realista da resistência nasal, é efectuado um estudo comparativo para compreender o efeito da condição de fronteira nos valores de resistência determinados. A Figura 4.31 apresenta o gráfico da queda de pressão na via aérea nasal para diferentes caudais. O valor da queda de pressão aumenta à medida que o caudal aumenta em ambos os casos. A condição de caudal de tampão produziu um valor substancialmente elevado de perda de carga quando comparada com a condição de fronteira de caudal de tração. Para além de 20 L/min, o valor da queda de pressão aumentou mais drasticamente para o caudal do tampão.

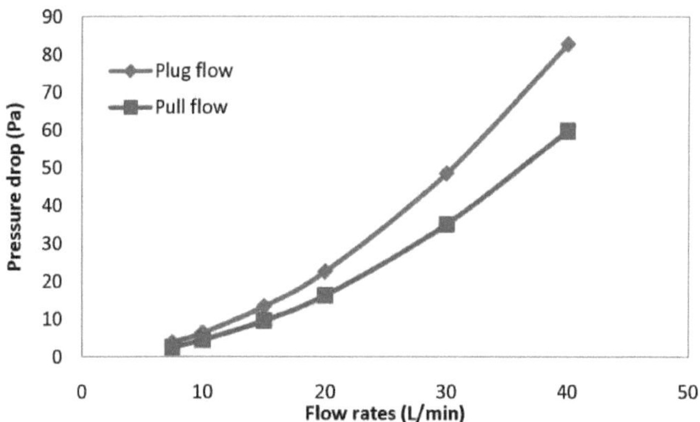

Figura 4.31: Resistência nasal para diferentes caudais de ar Pode observar-se que as diferenças entre o fluxo de encaixe e o fluxo de tração para a inspiração são bastante grandes, como se observa na Figura 4.32. Na válvula nasal, a resistência para o plug flow foi de 0,311 Pa-min/L e para o pull flow o valor foi de 0,147 Pa-min/L. A variação máxima foi observada na região do vestíbulo com 0,3578 Pa-min/L.

No caso do fluxo de tampão, o ar é forçado através das narinas para a cavidade nasal. Este facto explica a prevalência de valores mais elevados de queda de pressão e de resistência nasal no caso da condição de fronteira de escoamento do tampão. Assim, a partir dos gráficos de queda de pressão e de resistência, torna-se claro que diferentes condições de fronteira resultam numa variação das propriedades do fluxo. Por conseguinte, é muito importante adotar a condição de fronteira mais adequada para avaliar a fisiologia nasal.

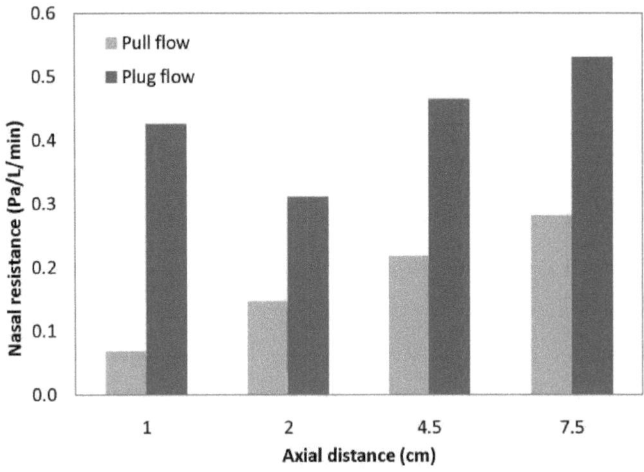

Figura 4.32: Resistência nasal inspiratória para 15 L/min no vestíbulo, válvula nasal, secção média e nasofaringe.

4.8. 2Velocidade

A Figura 4.33 mostra o efeito de diferentes condições de fronteira na velocidade ao longo do comprimento da cavidade nasal. Uma vez que se verificou um padrão semelhante para todos os caudais investigados, apresenta-se o resultado da simulação de apenas 15 L/min. Os valores da velocidade média variaram ao longo do comprimento axial da passagem nasal.

Este facto pode ser atribuído à alteração da área da secção transversal ao longo da passagem nasal. O modelo de fluxo de encaixe e o estudo de caso de fluxo de tração apresentaram diferenças no perfil de velocidade. O vestíbulo nasal e o estreito estreito chamado de válvula nasal mostraram grandes variações em relação ao perfil de velocidade entre os limites de fluxo de encaixe e de tração.

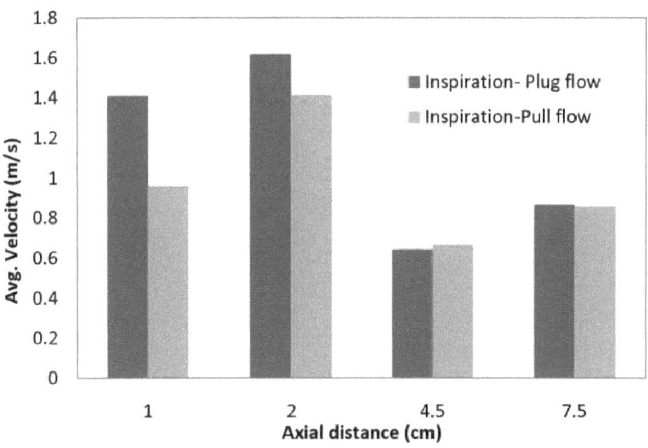

Figura 4.33: Gráfico da velocidade ao longo da distância axial (a 15 L/min).

A velocidade média para o vestíbulo nasal e para a válvula nasal é de 1,4 m/s e 1,6 m/s para o fluxo de encaixe. Considerando que, para o caso do fluxo de tração, o valor médio da velocidade na região do vestíbulo nasal e da válvula nasal foi observado como sendo de cerca de 0,96 m/s e 1,41 m/s, respetivamente.

Além da região da válvula nasal, as condições de contorno não tiveram efeito significativo sobre os padrões de velocidade. Também se verificou que a distribuição da velocidade durante a fase de expiração não mostrou muita variação entre os casos de fluxo puxado e de fluxo com tampão. O gráfico de contorno apresentado na Figura 4.34A e 4.34B mostra a diferença nos padrões de fluxo para as definições de fronteira de fluxo de tração e de fluxo de tampão.

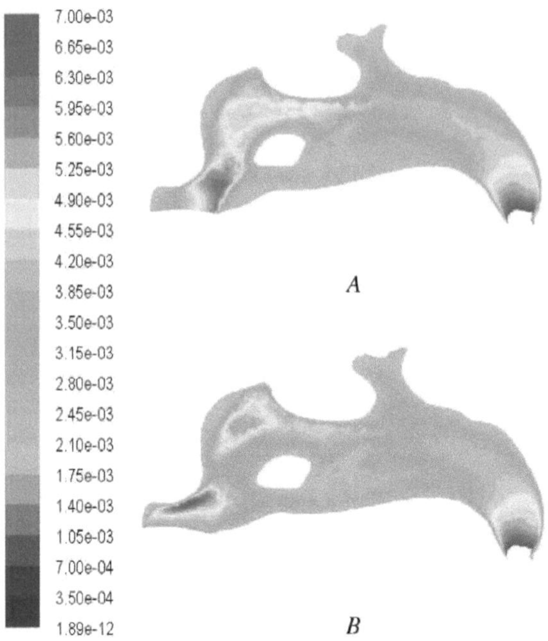

Figura 4.34: Perfil de velocidade para a condição de fronteira de escoamento de tração A) e escoamento de tampão B).

4.9.3 Pressão

O principal efeito da utilização da fronteira plug-flow e pull-flow foi no que respeita à distribuição da pressão no interior da cavidade nasal. Como se pode ver na Figura 4.35A, o valor da pressão diminuiu significativamente para o fluxo de tração em caso de inspiração. No caso do fluxo com tampão, obtém-se um valor inicial elevado para a pressão. Isto deve-se ao facto de, no caso do fluxo com obturador, uma certa massa de ar ser forçada através da entrada da narina, resultando num valor de pressão positivo na secção de entrada da cavidade nasal. Isto é um artefacto quando se utiliza o limite de fluxo de tampão. O fluxo de tração demonstra uma pressão negativa muito mais elevada quando comparado com o fluxo de tampão. Isto deve-se ao facto de o fluxo ser aspirado para a nasofaringe a partir da atmosfera ambiente no caso do fluxo de arrastamento, o que explica os valores muito mais baixos de pressão na região posterior.

Uma observação semelhante pode ser vista na Figura 4.35B para a fase de expiração. As diferenças assim obtidas para o fluxo de encaixe e o fluxo de tração nas fases de inspiração e expiração demonstram a importância de utilizar condições de fronteira corretas ao modelar o fluxo através da cavidade nasal. A maioria dos investigadores utiliza definições de fronteira de fluxo de tampão para resolver os problemas de fluxo associados ao fluxo nasal. Este estudo revelou a falácia de tal definição e encontrou diferenças significativas nos valores obtidos em ambos os casos.

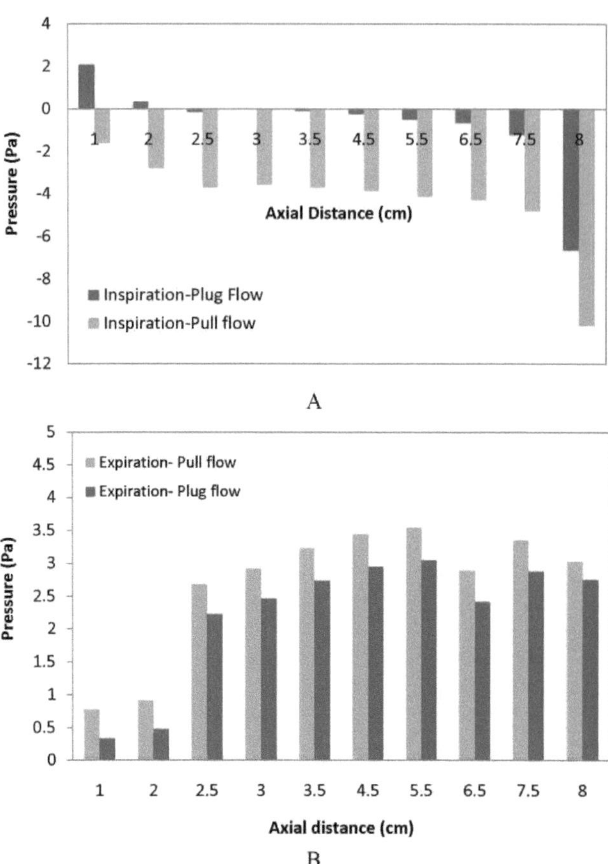

Figura 4.35: Gráfico de pressão para a condição de fronteira de caudal de encaixe e tração durante A) Inspiração B) Expiração.

4.9.4 Tensão de corte da parede

Além disso, os valores da tensão de cisalhamento da parede apresentaram diferenças entre os modelos de fluxo de encaixe e de fluxo de tração, como se pode ver na Figura 4.36. A condição de fronteira de fluxo de tampão produziu valores mais elevados de tensão em comparação com o fluxo de tração, o que reforça a necessidade de utilizar o fluxo de tração como definição de fronteira em todas as referências futuras à modelação do fluxo de ar nasal. Por conseguinte, para quantificar os resultados do fluxo nasal utilizando métodos numéricos, devem ser aplicadas condições de fronteira de fluxo de tração. Uma vez que o fluxo de tração reproduz o fenómeno realista da respiração, os resultados obtidos com a utilização de definições de fluxo de tampão não são os resultados reais.

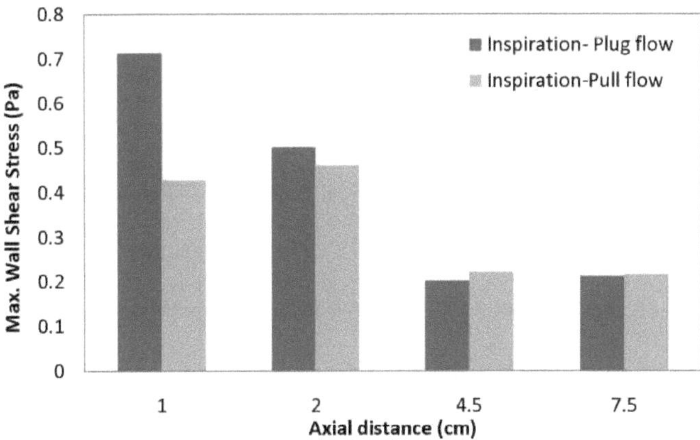

Figura 4.36: Valores máximos da tensão de corte da parede durante a inspiração.

CAPÍTULO 5

CONCLUSÃO

5. 1Introdução

Foi desenvolvido um modelo computacional tridimensional da cavidade nasal humana feminina com base nas tomografias computorizadas de indivíduos do sexo feminino da Malásia. Foi efectuada uma simulação numérica do fluxo de ar inspiratório e expiratório para taxas de fluxo de 7,5, 10, 15, 20, 30 e 40 L/min utilizando os modelos desenvolvidos. Este trabalho sobre o estudo do fluxo nasal utilizou modelos femininos da cavidade nasal, ao contrário dos modelos masculinos utilizados por investigadores anteriores. O estudo numérico realizado com os modelos femininos foi validado com o dos modelos masculinos a partir dos dados disponíveis na literatura, conforme descrito na secção 4.4. O efeito das diferenças anatómicas baseadas no sexo no comportamento do fluxo também foi investigado. O efeito da gravidade devido à mudança de postura também é estudado. São avaliadas as condições de fronteira do fluxo de encaixe e do fluxo de tração e o seu efeito no fluxo nasal também é analisado. Neste capítulo, são discutidos os principais resultados, as limitações do presente trabalho e as recomendações para estudos futuros.

5.2Principais conclusões do estudo

As conclusões seguintes são apresentadas com base em cada tópico de estudo.

5.2. 1Estudos básicos do fluxo de ar

Observou-se que o fluxo foi totalmente desenvolvido ao longo da região do meato médio, enquanto a via dos meatos superior e inferior recebeu menor fluxo. Esse achado foi consistente com o de pesquisadores anteriores (Hahn et al., 1993; Segal et al., 2008). Houve um aumento súbito do valor da velocidade média na região da nasofaringe, o que pode ser atribuído à diminuição da área da secção transversal na região posterior da geometria nasal. A válvula nasal, que está localizada a uma distância de cerca de 2 cm da região anterior da cavidade nasal, atingiu a velocidade máxima em cerca de 4,18 m/s, contra 4,82 m/s e 3,1 m/s obtidos por Xiong *et al.* (2008) e Croce *et al.* (2006), respetivamente. O pico da velocidade do ar em cada plano diminui posteriormente para além da região da válvula nasal à medida que a área da secção transversal aumenta. O valor médio da pressão estática diminui posteriormente ao longo da cavidade nasal. Na válvula nasal, onde há um aumento súbito na velocidade devido à sua área de secção transversal estreita, resultou na prevalência de tensões de cisalhamento mais altas na parede. A geometria do septo também oferece resistência ao fluxo na superfície da parede e resulta no aumento das tensões de cisalhamento na parede. O fluxo muda de direção na nasofaringe devido à curvatura, o que resulta num aumento da tensão de cisalhamento da parede na extremidade posterior. O fluxo de recirculação de baixa velocidade foi encontrado logo após a região da válvula nasal. Este fluxo recirculatório de baixa velocidade na região olfactiva estimula os nervos olfactivos, que são responsáveis pelo nosso sentido do olfato.

Pode, portanto, concluir-se que a complicada anatomia da cavidade nasal foi concebida para atingir a função fisiológica desejada para uma respiração normal. É esta estrutura que torna possível o sentido do olfato e o condicionamento do ar inspirado.

5.2.2Várias frequências respiratórias para inspiração e expiração

Os seres humanos apresentam diferentes ritmos respiratórios em diferentes condições. Independentemente das taxas de fluxo, o valor mais alto da velocidade média aparece na região da válvula nasal durante a inspiração. A região olfactiva recebeu apenas uma pequena percentagem do fluxo total que entrou na cavidade nasal. A perceção do olfato foi melhorada com o aumento das taxas de fluxo. O valor da tensão máxima de cisalhamento da parede na região do vestíbulo aumentou em mais de 2000% à medida que a taxa de fluxo aumentou de 7,5 para 40 L/min. Um aumento tão abrupto tem um impacto significativo nos vasos sanguíneos da região. O valor da tensão máxima de cisalhamento da parede no vestíbulo foi de cerca de 2,92 Pa, em comparação com 6,89 Pa para o mesmo local durante a inspiração. Por conseguinte, o fenómeno do espirro, que se caracteriza por taxas de fluxo expiratório abruptas e muito elevadas, superiores a 40 L/min, produzirá tensões de cisalhamento da parede significativamente mais baixas do que para a mesma taxa de fluxo durante a inspiração. Assim, embora o espirro seja um jato súbito de fluxo a alta velocidade, as tensões produzidas serão muito menores. No entanto, não são desejadas taxas de fluxo mais elevadas, uma vez que resultam em valores muito elevados de gradientes de pressão que podem resultar no colapso do vestíbulo nasal, bem como induzir mais tensões na cavidade nasal, danificando assim as delicadas camadas de tecido e os vasos sanguíneos, criando complicações.

5.2. 3Efeito da gravidade no fluxo de ar nasal devido à mudança de postura

A partir da revisão da literatura, foi estabelecido que a mudança de postura afecta significativamente os padrões de respiração (Beaumont et al., 1998; Hsing-won Wang, 2002;

Matsuzawa et al., 1995; Tvinnereim et al., 1996). Assim, o efeito da gravidade devido à mudança de postura influencia significativamente os parâmetros de fluxo e não pode ser negligenciado. Estes resultados têm uma importância significativa no estudo da análise numérica do fluxo através da cavidade nasal. O modelo 3D para o desenvolvimento da cavidade nasal é obtido a partir de exames de ressonância magnética ou de tomografia computorizada. Assim, a modelação numérica associada à dinâmica da postura entra em vigor. Por conseguinte, ao aplicar as condições de fronteira no estudo do fluxo nasal utilizando CFD, temos de ter em conta o efeito da postura e da gravidade. Tanto quanto sabemos, nenhum dos estudos anteriores sobre a análise numérica do fluxo tem em conta o efeito da postura e da gravidade. Por conseguinte, para prever com precisão as caraterísticas do fluxo no interior da via aérea nasal, temos de especificar a postura correta e aplicar condições de fronteira adequadas. Este estudo sobre o efeito do género e da postura pode ser considerado como um passo importante para a normalização da abordagem de modelização no domínio dos estudos do fluxo nasal.

5.2.4Efeito de diferentes condições de fronteira nos parâmetros do escoamento

Foi efectuado um estudo computacional em 3D do fluxo de ar inspiratório utilizando as condições de fronteira de fluxo de encaixe e de tração. A análise comparativa das condições de contorno do fluxo de encaixe e do fluxo de tração mostrou variações significativas em vários parâmetros do fluxo, como a distribuição da velocidade e da pressão. A velocidade na região do vestíbulo e da válvula nasal foi maior para o fluxo com tampão do que para o fluxo com tração. Houve uma diferença muito significativa na distribuição da pressão ao longo da cavidade nasal. Foi observada uma variação considerável na resistência ao longo da cavidade nasal para os casos de pull flow e plug flow. Os padrões de fluxo obtidos em ambos os casos foram diferentes. Por conseguinte, para ter em conta as condições fisiológicas naturais da respiração, é muito importante incluir a condição de fronteira correta. Uma vez que o fluxo de tração representa a definição de fronteira fisiológica natural, a investigação futura deve incorporar a fronteira de fluxo de tração para estudar a fisiologia da cavidade nasal. Com base no estudo, pode concluir-se que a diferença na condição de fronteira resultará numa variação no comportamento do fluxo no interior da cavidade nasal. Na ausência de padronização da modelação do escoamento através da cavidade nasal e de unanimidade entre os investigadores quanto ao tipo de condições de fronteira a aplicar, este estudo reveste-se de grande importância.

5. 3Obras futuras

Com base nos resultados da investigação apresentados, podem ser formuladas várias recomendações para facilitar e dar uma orientação futura aos trabalhos de investigação. Em primeiro lugar, para captar com exatidão a cavidade nasal, são necessárias imagens de tomografia computadorizada de maior qualidade, com melhor resolução de píxeis e menor número de incrementos entre cortes de imagem. A elevada qualidade das imagens de tomografia computorizada ajudará a reduzir o tempo necessário para construir a geometria complexa da cavidade nasal e evitará a criação de um contorno de superfície em "degraus" que afectará as caraterísticas do fluxo de ar.

A fim de captar a respiração nasal fisiológica exacta, a modelação da colapsabilidade da região do vestíbulo nasal durante a inspiração pode ser considerada como um passo vital. No entanto, a inclusão deste trabalho no presente estudo de investigação, que exige o estudo da interação fluido-estrutura, não é possível devido à estrutura complicada da cavidade nasal e à limitação de tempo.

A implicação do estudo sobre a postura é importante para o estudo futuro da administração de medicamentos através da cavidade nasal. Seria interessante compreender a relação entre a postura adequada para a administração de medicamentos e a eficácia dessa postura para que os medicamentos atinjam os locais desejados dentro da cavidade nasal. O estudo do efeito do género no fluxo de ar nasal num futuro trabalho de investigação também pode incluir a variação da idade e do tamanho do corpo, que também podem ser os factores que contribuem para afetar a permeabilidade nasal.

Podem também ser efectuados estudos adicionais para estudar o efeito da postura na respiração nasal através da simulação do modelo nasal desenvolvido com base nas imagens de TAC obtidas de acordo com a posição sentada, supina, propensa e reclinada para a direita. O estudo das anomalias nasais também pode ser efectuado para ajudar o cirurgião ORL no pré-diagnóstico da doença nasal e no planeamento do tratamento das cirurgias nasais.

REFERÊNCIAS

Ahmad KA, Abdullah MZ, Watterson JK. 2010. Modelação numérica de um aerofólio de arremesso. Jurnal Mekanikal. 30: 37-47.

Austin CE, Foreman JC. 1994. Rinometria acústica comparada com rinomanometria posterior na medição das alterações induzidas pela histamina e bradicinina na permeabilidade das vias aéreas nasais. Br J clin Pharmac. 37: 33-37.

Bailie N, Hanna B, Watterson J, Gallagher G. 2006. Uma visão geral da modelação numérica do fluxo de ar nasal. Rhinology 44(1): 53-57.

Beaumont M, Fodil R, Isabey D, Lofaso F, Touchard D, Harf A, Louis B. 1998. Gravity effects on upper airway area and lung volumes during parabolic flight. J Appl Physiol. 84: 1639-1645.

Cheng YS, Yeh HC, Guilmette RA, Simpson SQ, Cheng KH, Swift DL. 1996. Nasal deposition of ultrafine particles in human volunteers and its relationship to airway geometry (Deposição nasal de partículas ultrafinas em voluntários humanos e sua relação com a geometria das vias aéreas). Aerosol Sci Technol. 25(3): 274-291.

Corey JP. 2006. Rinometria acústica: deveríamos estar a utilizá-la? Current opinion in otolaryngology & head and neck surgery. 14(1): 29-34.

Croce C, Fodil R, Durand M, Sbirlea-Apiou G, Papon JF, Blondeau JR, Coste A, Isabey D, Louis B. 2006. Experiências in vitro e simulações numéricas do fluxo de ar na geometria realista das vias aéreas nasais. Annals ofBiomedical Engineering, 34(6): 997-1007.

Devyani L, Corey JP. 2004. Rinometria acústica e seus usos em rinologia e diagnóstico de obstrução nasal. Clínicas de cirurgia plástica facial da América do Norte. 12(4): 397-405.

Ecckes R. 1998. A relação entre medidas subjectivas e objectivas da função nasal. Jpn J. Rhinol. 37: 61-69.

Elad D, Liebenthal R, Wenig BL, Einav S. 1993. Análise dos padrões de fluxo de ar no nariz humano. Med & Biol Eng & Comput. 31: 585-592.

Elad D, Wolf M, Keck T. 2008. Air conditioning in the human nasal cavity (Ar condicionado na cavidade nasal humana). Respiratory Physiology & Neurobiology. 163: 121-127.

FLUENT 6.1, Guia do utilizador

Garcia GJM, Bailie N, Martin DA, Kimbell JS. 2007. Atrophic rhinitis: a CFD study of air conditioning in the nasal cavity (Rinite atrófica: um estudo CFD do ar condicionado na cavidade nasal). J Appl Physiol. 103: 1082-1092.

Hahn I, Scherer PW, e Mozell MM. 1993. Velocity Profiles Measured for Airflow Through a Large Scale Model of the Human Nasal Cavity (Perfis de velocidade medidos para o fluxo de ar através de um modelo em grande escala da cavidade nasal humana). J Appl Physiol.

75(5): 22732287.

Haight JSJ, Cole P. 1983. O local e a função da válvula nasal. Laryngoscope. 93: 49-55.

Hilberg O, Jackson AC, Swift DL, Pedersen OF. 1989. Acoustic rhinometry: evaluation ofthe nasal cavity by acoustic rhinometry. J Appl Physiol. 66: 295-303.

Hsing-won Wang. 2002. Efeitos da postura na resistência nasal. J Med Sci. 22(4): 161164.

Inthavong K, Wen J, Tian ZF, Tu J. 2007. Estudo numérico da deposição de fibras numa cavidade nasal humana. Aerosol science. 39: 253-265.

Ishikawa S, Nakayama T, Watanabe M, Matsuzawa T. 2009. Mecanismos de fluxo no sulco olfativo humano. Arch Otolaryngol Head Neck Surg. 135(2): 156-162.

Jones AS e Lancer M. 1987. Rinomanometria. Clin Otolaryngol. 12: 233-236.

Kenyon GS. 1987. Variação de fase na resistência das vias aéreas nasais avaliada por rinomanometria anterior ativa. Journal of Laryngology and Otology. 101: 910-916.

Keyhani K, Scherer PW, Mozell MM. 1995. Simulação numérica do fluxo de ar na cavidade nasal humana. J. Biomech. Eng. 117: 429-441.

Kjsrgaard T, Cvancarova M, Steinsvag SK. 2009. Relação entre o fluxo de ar nasal e as dimensões da cavidade nasal. Arch Otolaryngol Head Neck Surg. 135(6): 565-570.

Lindemann J, Brambs HJ, Keck T, Wiesmiller KM, Rettinger G, Pless D. 2005. Simulação numérica do fluxo de ar intranasal após cirurgia radical dos seios paranasais. American Journal of Otalarynology-Head and Neck Medicine & Surgery. 26: 175-180.

Liu Y, Matida EA, Gu J, Johnson MR. 2007. Simulação numérica numa cavidade nasal humana 3-D usando RANS, RANS/EIM, e LES. Aerosol Sciences. 38: 683-700.

Mamikoglu B, Houser S, Akbar I, Ng B, Corey J P. 2000. Rinometria acústica e tomografia computorizada para o diagnóstico de desvio do septo nasal, com correlação clínica. Otorrinolaringologia - cirurgia de cabeça e pescoço: jornal oficial da Academia Americana de Otorrinolaringologia - Cirurgia de Cabeça e Pescoço 123(1 Pt 1): 61-8.

Martin SE, Mathur R, Marshall I, Douglas NJ. 1997. The effect of age, sex, obesity and posture on upper airway size. Eur Respir J. 10: 2087-2090.

Matsuzawa Y, Hayashi S, Yamaguchi S, Yoshikawa S, Okada K, Fujimoto K, Sekiguchi M. 1995. Effect of prone position on apnea severity in obstructive sleep apnea. Internal Medicine. 34(12): 1190-1193.

Min YG, Jang YJ. 1995. Medidas da área de secção transversal da cavidade nasal por rinometria acústica e tomografia computadorizada. Laryngoscope. 105(7 Pt 1): 757-759

Mohsenin V. 2003. Effects of gender on upper airway collapsibility and severity of

obstructive sleep apnea. Sleep Medicine. 4: 523-529. ...
Mullins LJ. 1944. Olfaction. AnnNY Acad Scı. 62: 247-276.

Mylavarapu G, Murugappan S, Mihaescu M, Kalra M, Khosla S, Gutmark E. 2009. Validação da metodologia de dinâmica de fluidos computacional utilizada para simulações de fluxo das vias aéreas superiores humanas. J Biomech. 42: 1553-1559.

Naftali S, Schroter RC, Shiner RJ, Elad D. 1998. Fenómenos de transporte na cavidade nasal humana: um modelo computacional. Ann. Biomed. Eng. 26: 831-839.

Oksenberg A, Silverberg DS. 1998. O efeito da postura corporal nos distúrbios respiratórios relacionados com o sono: factos e implicações terapêuticas. Sleep Medicine Reviews. 2(3): 139-162.

Probst R, Grevers G, Iro H. 2006. Basic Otorhinolaryngology: A step-by-step learning guide. New York: Thieme. P.3.

Proctor DF, Andersen IB.1982. The nose: upper physiology and the atmospheric environment. New York: Elsevier Biomedical Press.P.30.

Reber M, Rahm F. e Monmer P. 1998. O papel da rinometria acústica na avaliação pré e pós-operatória dos resultados da obstrução nasal, *Rhinology*. 36(4): 184-187.

Riechelmann H, O'Connell JM, Rheinheimer MC, Wolfensberger M, Mann WJ. 1999. O papel da rinometria acústica no diagnóstico da hipertrofia adenoideana em crianças em idade pré-escolar. EurJ Pediatr. 158(1): 38-41.

Roithmann R, Demeneghi P, Faggiano R, Cury A. 2005. Efeito da mudança postural na patência nasal. Rev Bras Otorrinolaringol. 71(4): 478-84.

Rowley JA, Zhou X, Vergine I, Mahdi A, Shkoukani, Badr MS. 2001. Influence of gender on upper airway mechanics: upper airway resistance and Pcrit. J Appl Physiol. 91: 2248-2254.

Schneider R, Costiole JP, Vega A, Wolf S. 1963. Técnica do limiar olfativo com diluição de azoto do n-butano e cromatografia gasosa. J Appl Physiol. 18:414-417.

Segal RA, Kepler GM, Kimbell JS. 2008. Efeitos das diferenças na anatomia nasal na distribuição do fluxo de ar: uma comparação de quatro indivíduos em repouso. Ann Biomed Eng. 36 (11):1870-1882.

Shelton DM, Eiser NM. 1992. Avaliação da rinomanometria anterior e posterior em indivíduos normais. Clin Otolaryngol Allied Sci. 17(2): 178-82.

Sipila J, Suonpaa J. 1997. Um estudo prospetivo utilizando a rinomanometria e a satisfação clínica do paciente para determinar se as medições objectivas da resistência das vias aéreas nasais podem melhorar a qualidade da septoplastia. Eur Arch Otorhinolaryngol. 254: 387-90.

Subramaniam RP, Richardson RB, Morgan KT, Kimbell JS, Guilmette RA. 1998.

Computational fluid dynamics simulations of inspiratory airflow in the human nose and nasopharynx. Inhal. Toxicol. 10: 91-120.

Suzina AH, Hamzah M, Samsudin AR. 2003. Análise da rinomanometria anterior ativa em malaios adultos normais. The Journal oflaryngology and otology. 117(8): 605-8.

Thurnheer R, Wraith PK, Douglas NJ. 2001. Influence of age and gender on upper airway resistance inNREM and REm sleep. J Appl Physiol. 90: 981-988.

Tomkinson A & Eceles R. 1995. Erros que surgem na estimativa da área de secção transversal por rinometria acústica produzidos pela respiração durante a medição. Rhinology 33: 138140.

Tomkinson A & Eceles R. 1998. Rinometria acústica: uma explicação de alguns artefactos comuns associados aos descongestionantes nasais. Clin Otolaryngol 23: 20-26.

Tvinnereim M, Cole P, Mateika S, Haight J, Hoffstein V. 1996. Alterações posturais na pressão e resistência do fluxo de ar respiratório nas vias aéreas nasais, hipofaríngeas e faríngeas em indivíduos normais. The Annals of otology, rhinology and laryngology (Anais de otologia, rinologia e laringologia). 105(3): 218-221.

Viani L, Jones AS, Clarke R. 1990. Nasal airflow in inspiration and expiration (Fluxo de ar nasal na inspiração e expiração). Journal of Laryngology and Otology. 104: 473-476.

Watanabe T, Isono S, Tanaka A, Tanzawa H, Nishino T. 2002. Contribuição do habitus corporal e das caraterísticas craniofaciais para as pressões de fecho segmentares da faringe passiva em doentes com distúrbios respiratórios do sono. Am J Respir Crit Care Med. 165:260-265.

Weinhold I, Mlynski G, 2004. Simulação numérica do fluxo de ar no nariz humano. Eur Arch Otorhinolaryngol. 261: 452-455.

Wen J, Inthavong K, Tu J, Wang S. 2008. Simulações numéricas para a dinâmica detalhada do fluxo de ar numa cavidade nasal humana. Respir Physiol Neuro. 161: 125-135.

Wexler D, Segal R, Kimbell J. 2005. Efeitos aerodinâmicos da simulação computacional de dinâmica de fluidos da redução da turbina inferior. Arch Otolaryngol Head Neck Surg. 131: 1102-1107.

Xiong GX, Zhan JM, Jiang HY, Li JF, Rong LW, Xu G.2008. Simulação computacional da dinâmica de fluidos do fluxo de ar na cavidade nasal normal e nos seios paranasais. Am J Rhinol. 22: 477-82.

Zamankhan P, Ahmadi, Wang ZC. 2006. Fluxo de ar e deposição de nanopartículas numa cavidade nasal humana. Aerosol Sci. Technol. 40: 463-476.

Zhao K, Dalton P, Yang GC, Scherer PW. 2006. Modelação numérica do fluxo de ar turbulento e laminar e da inalação de odorantes no nariz humano e do rato. Chem Senses. 31: 107118.

Zubair M, Vizy RN, Abdullah MZ, Ismail R, Shuaib IL, Suzina AH, Ahmad KA. 2010. Fluxo de ar dentro da cavidade nasal: visualização usando dinâmica de fluidos computacional. Biomedicina asiática. 4: 657-661.

LISTA DE PUBLICAÇÕES

1. Zubair M, Vizy RN, Abdullah MZ, Ismail R, Shuaib IL, Suzina AH, Ahmad KA. 2010. Airflow inside the nasal cavity: visualization using computational fluid dynamics. Biomedicina asiática. 4: 657-661.

2. Vizy RN, Zubair M, Abdullah MZ, Ismail R, Shuaib IL, Suzina AH, Ahmad KA. 2010. Numerical Study of Inspiratory and Expiratory Flow in a Human Nasal Cavity (Estudo numérico do fluxo inspiratório e expiratório numa cavidade nasal humana). Jornal de engenharia médica e biológica. Journal of Medical and Biological Engineering.31(3):201-206.

3. Vizy RN, Zubair M, Abdullah MZ, Ismail R, Shuaib IL, Suzina AH, Ahmad KA. 2010. Prescrição de condições de contorno para estudos de fluxo de ar nasal usando método numérico. (Em revisão)

4. Vizy RN, Zubair M, Abdullah MZ, Ismail R, Shuaib IL, Suzina AH, Ahmad KA. 2010. Estudo numérico sobre o efeito do género e da postura nas caraterísticas do fluxo de ar dentro da cavidade nasal. (Em revisão)

ARTIGOS DE CONFERÊNCIAS ARBITRADAS

1. Vizy RN, Zubair M, Abdullah MZ, Ismail R, Shuaib IL, Suzina AH, Ahmad KA. Estudo numérico da resistência nasal e das caraterísticas do fluxo dentro da cavidade nasal usando o fluxo de tração. Congresso Mundial de Engenharia 2010, 2 -5^{ndth} agosto de 2010, Kuching, Sarawak, Malásia.

2. Vizy RN, Zubair M, Abdullah MZ, Ismail R, Shuaib IL, Suzina AH, Ahmad KA. Simulação numérica do fluxo de ar num modelo 3d da cavidade nasal humana. 1ST Mechanical & Aerospace Engineering Research Colloquium 2010 9 -10^{thth} junho 2010, School ofMechanical Engineering, Universiti Sains Malaysia.

3 - Zubair M, Vizy RN, Abdullah MZ, Ismail R, Shuaib IL, Suzina AH, Ahmad KA. Utilização de métodos numéricos na determinação da dinâmica do fluxo de ar e da impedância dentro da cavidade nasal. Congresso Mundial de Engenharia 2010, 2 -5^{ndth} agosto de 2010, Kuching, Sarawak, Malásia.

4. Zubair M, Vizy RN, Abdullah MZ, Ismail R, Shuaib IL, Suzina AH, Ahmad KA. Cirurgia virtual da cavidade nasal - revisão. 1ST Mechanical & Aerospace Engineering Research Colloquium 2010 9 -10^{thth} junho de 2010, School ofMechanical Engineering, Universiti Sains Malaysia.

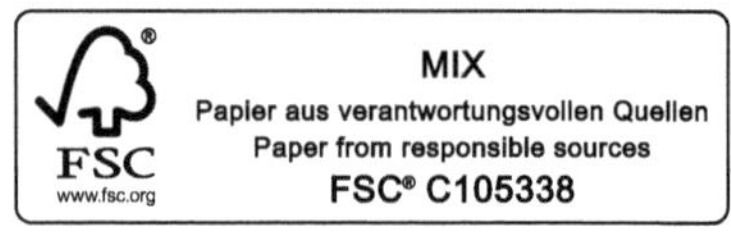

Printed by Books on Demand GmbH, Norderstedt / Germany